＼毎朝30秒／

顔望診をはじめよう

顔でわかる今日のナチュラルケア

辻内敬子

deco

はじめに

「せりえ鍼灸室」を開業して20年たちました。数え切れないほど多くの女性のさまざまなトラブルと向き合ってきました。

からだの不調。こころの悩み。

はじめてお会いして、患者さんが抱えるトラブルの原因をすべて把握するのは不可能です。

でも、その方の体調を知るうえで「顔」には多くのヒントがあることが少しずつわかるようになりました。「顔」は、からだやこころの不調がもっともあらわれやすい場所です。いまでは、患者さんが鍼灸室のドアを開けた瞬間から、「顔」が気になってしかたないくらいです。

東洋医学では、患者さんのからだ全体を観察する診察法を「望診《ぼうしん》」、とくに「顔」に特化したものを「顔望診《かおぼうしん》」といいます。

「顔望診」のいいところは、大きく次の三つです。

1　自分でも気づけない、からだとこころの不調がわかる

2　からだとこころに適切なケアができる。健康が維持できる

3　生き生きした顔になれる

わたしの患者さんたちにも、毎朝の顔望診をおすすめしています。顔望診を実践して、どんどん健康に、そしてきれいになっていく実例をたくさん見てきました。

ぜひ、お目にかかれないたくさんの方々にも知っていただきたいと思って、この本にまとめました。

1・2章は、基礎知識を理解していただくための〈基本編〉です。3章は、〈実践編〉です。顔のトラブル別に「今日のからだの状態」と「食事とツボを中心としたナチュラルケア」を紹介します。

どこか昨日とちがっているところはないかな?

今日は少しクマが目立つかも。こんなところに吹き出ものが……。

毎朝、たったの30秒。洗顔やメイクのついでにできて、とくべつな道具も、お金も必要ありません。

毎日見ている「顔」を健康管理に役立てないなんてもったいない!

さあ、さっそく明日の朝から、顔望診をはじめてみませんか。

辻内敬子

目次

毎日、使おう
実践編

「顔望診《かおぼうしん》」かんたん2ステップ

STEP 1 毎朝、30秒でチェック完了!

顔望診は、誰でもすぐにはじめられるセルフチェックです。顔のトラブルを見つけるだけで、からだの状態がわかるから、とっても便利! 慣れてくれば、30秒もかかりません。

〝隠れ不調〟は、その日のうちに即行ケア。忙しい朝は、おすすめのツボを確認するだけでもOKです。いつでも好きなときに押してみて。毎日、気軽に自分のからだをメンテナンスできるなんて、楽しい!

あなたのライフスタイルに合わせて、まずは一週間つづけてみてください。きっと、みちがえるほど健康になりますよ。

顔のトラブルを見つけたら
STEP 2 へ。

たとえば
顔色が赤い……P.34

「顔のトラブルチェックシート」(P.32)

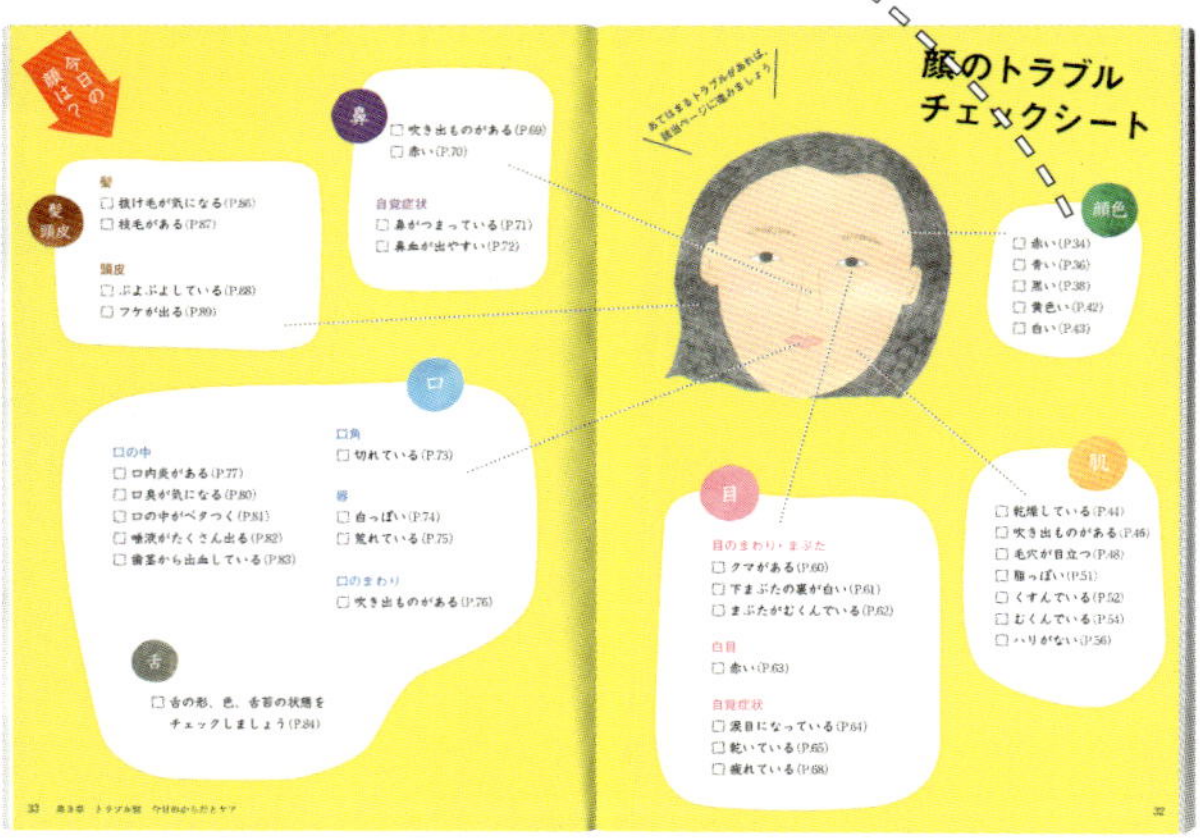
今日の顔は?

顔のトラブルチェックシート

あてはまるトラブルがあれば、該当ページに進みましょう

髪・頭皮
髪
□ 抜け毛が気になる(P.86)
□ 枝毛がある(P.87)
頭皮
□ ぶよぶよしている(P.88)
□ フケが出る(P.89)

鼻
□ 吹き出ものがある(P.69)
□ 赤い(P.70)
自覚症状
□ 鼻がつまっている(P.71)
□ 鼻血が出やすい(P.72)

口
口の中
□ 口内炎がある(P.77)
□ 口臭が気になる(P.80)
□ 口の中がベタつく(P.81)
□ 唾液がたくさん出る(P.82)
□ 歯茎から出血している(P.83)
口角
□ 切れている(P.73)
唇
□ 白っぽい(P.74)
□ 荒れている(P.75)
口のまわり
□ 吹き出ものがある(P.76)

舌
□ 舌の形、色、舌苔の状態をチェックしましょう(P.84)

顔色
□ 赤い(P.34)
□ 青い(P.36)
□ 黒い(P.38)
□ 黄色い(P.42)
□ 白い(P.43)

肌
□ 乾燥している(P.44)
□ 吹き出ものがある(P.46)
□ 毛穴が目立つ(P.48)
□ 脂っぽい(P.51)
□ くすんでいる(P.52)
□ むくんでいる(P.54)
□ はりがない(P.56)

目
目のまわり・まぶた
□ クマがある(P.60)
□ 下まぶたの裏が白い(P.61)
□ まぶたがむくんでいる(P.62)
白目
□ 赤い(P.63)
自覚症状
□ 涙目になっている(P.64)
□ 乾いている(P.65)
□ 疲れている(P.68)

パーツ別に顔のトラブルをチェック!

STEP 2

隠れ不調を知って、ケアしよう！

隠れ不調がわかる！

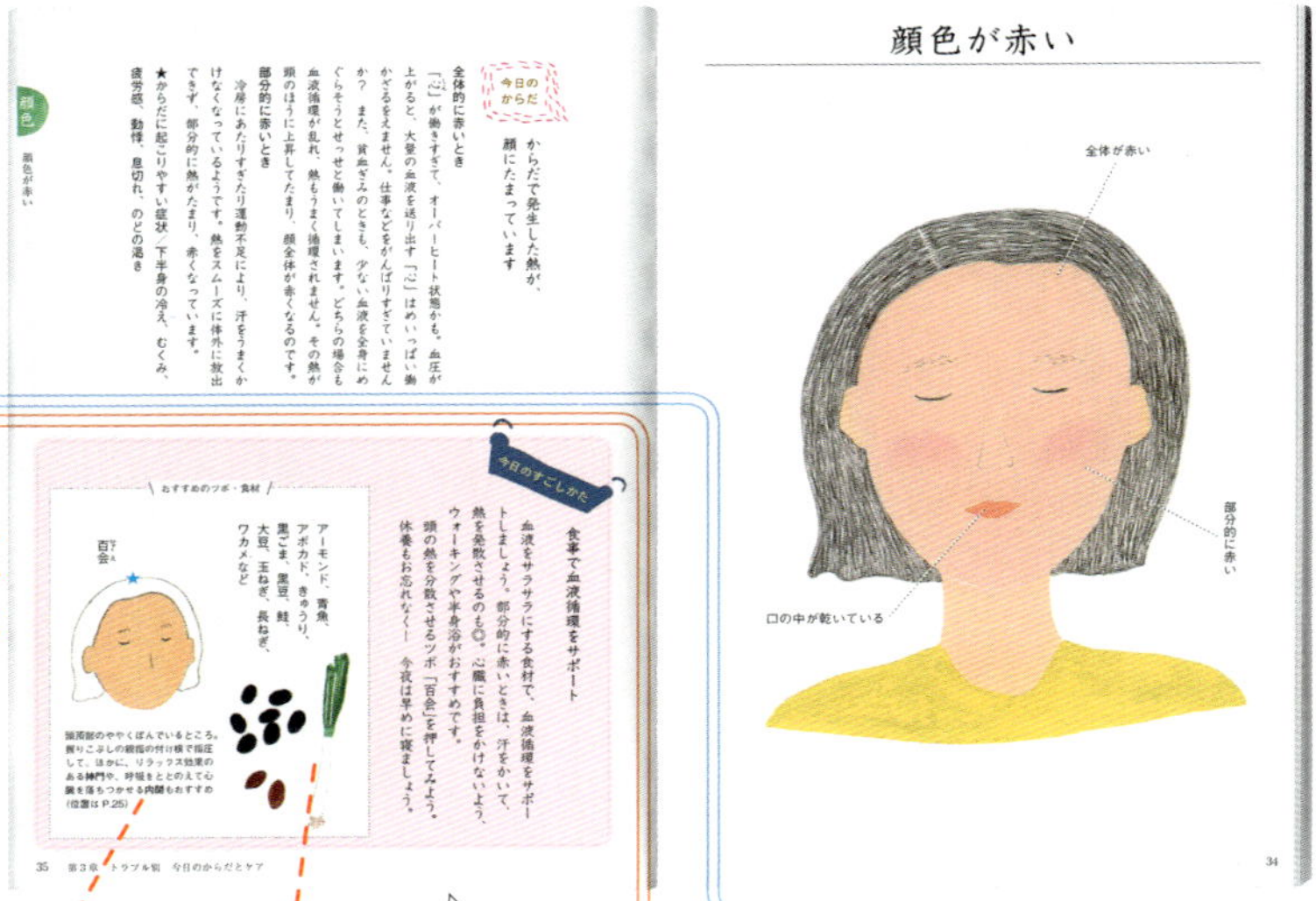
顔色が赤い

全体が赤い

部分的に赤い

口の中が乾いている

34

顔色

顔色が赤い

今日のからだ

からだで発生した熱が、顔にたまっています

全体的に赤いとき

「心」が働きすぎて、オーバーヒート状態かも。血圧が上がると、大量の血液を送り出す「心」はめいっぱい働かざるをえません。仕事などをがんばりすぎていませんか？　また、貧血ぎみのときも、少ない血液を全身にめぐらそうとせっせと働いてしまいます。どちらの場合も血液循環が乱れ、熱もうまく循環されません。その熱が頭のほうに上昇してたまり、顔全体が赤くなるのです。

部分的に赤いとき

冷房にあたりすぎたり運動不足により、汗をうまくかけなくなっているようです。熱をスムーズに体外に放出できず、部分的に熱がたまり、赤くなっています。

★からだに起こりやすい症状／下半身の冷え、むくみ、疲労感、動悸、息切れ、のどの渇き

今日のすごしかた

食事で血液循環をサポート

血液をサラサラにする食材で、血液循環をサポートしましょう。部分的に赤いときは、汗をかいて、熱を発散させるのも◎。心臓に負担をかけないよう、ウォーキングや半身浴がおすすめです。

頭の熱を分散させるツボ「百会」を押してみよう。休養もお忘れなく！　今夜は早めに寝ましょう。

おすすめのツボ・食材

アーモンド、青魚、アボカド、きゅうり、黒ごま、黒豆、鮭、大豆、玉ねぎ、長ねぎ、ワカメなど

百会

頭頂部のややくぼんでいるところ。握りこぶしの親指の付け根で指圧して。ほかに、リラックス効果のある神門や、呼吸をととのえて心臓を落ち着かせる内関もおすすめ（位置はP.25）

35　第3章　トラブル別　今日のからだとケア

すぐにケアができる！

忙しいときはここだけ読んで！

おすすめのツボ

★マークをいつでも気軽に押せる！

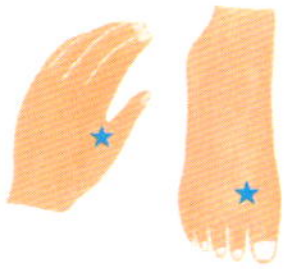

おすすめの食材

今日の食事にぜひとり入れて。1つからでもOK！

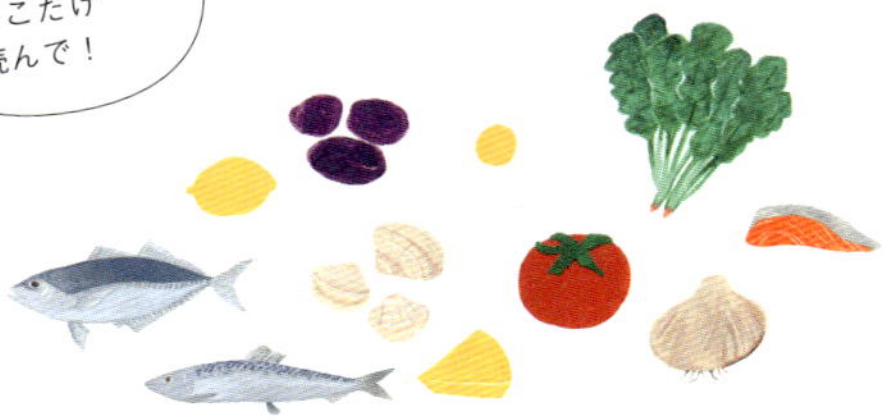

PLUS

つづけることが楽しくなる！

巻末の「顔望診記録ノート」（P.91）を活用すれば、からだの変化をさらに実感できる！

11/20

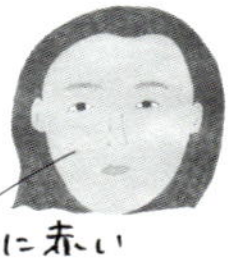
全体的に赤い

元気のない臓　肝・心・脾・肺・腎

顔が赤かったのはオーバーワークが原因だったかも。今日は早めに帰ってゆっくり半身浴をした。おやつにはアーモンドを♡百会のツボを押すと気持ちがいい！

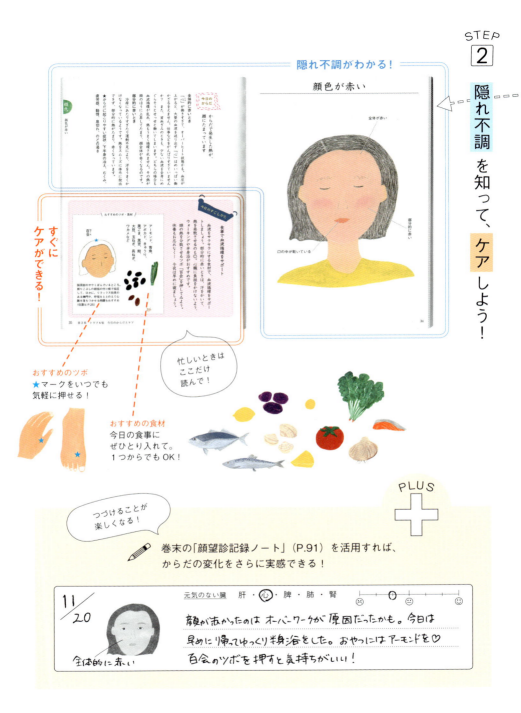

読者のみなさまへ

本書では、東洋医学の詳しい知識がなくても、顔望診についてご理解いただけるように、なるべく一般的な用語を使って解説してみました。東洋医学独特の用語や名称、意味には「　」をつけました。

顔望診は東洋医学における診察法の一つです。東洋医学の専門家が患者さんを診察する際には、さまざまな診察法を用いて総合的に判断していくのが一般的です。

本書の〈実践編〉で解説する内容は、あくまで日々の健康維持のための指標としてご活用いただくものです。

顔のトラブルやからだの不調がなかなか改善しない場合は、自己判断せずに病院で診察を受けることをおすすめします。

辻内敬子

基本編

第1章

顔《かお》望《ぼう》診《しん》ってなに？

からだの不調は顔にあらわれる

顔はからだのバロメーター

毎日のように顔を合わせる家族や同僚の顔を見て、「あれ？　今日は調子がわるそうだね」と声をかけること、ありますよね。

私たちは、顔色や肌の質感、目の輝きなどを見て、その人の体調のよしあしを推測しているのです。じつはこれ、病院でお医者さんもおこなっている、れっきとした診察法の一つ。お医者さんも、患者さんの顔やからだを見て、病気に関連する症状が出ていないか、必ずチェックしています。

目で見て、からだの不調を見つける「望診《ぼうしん》」

東洋医学では、患者さんのからだの様子を見て、不調を見つける診察の方法を「望診《ぼうしん》」といいます。２０００年以上の歴史を持ち、さまざまな病気の治療に役立てられてきました。顔や姿勢、雰囲気、身だしなみの乱れなども、からだの不調を見つける大切な手がかりと考えられています。

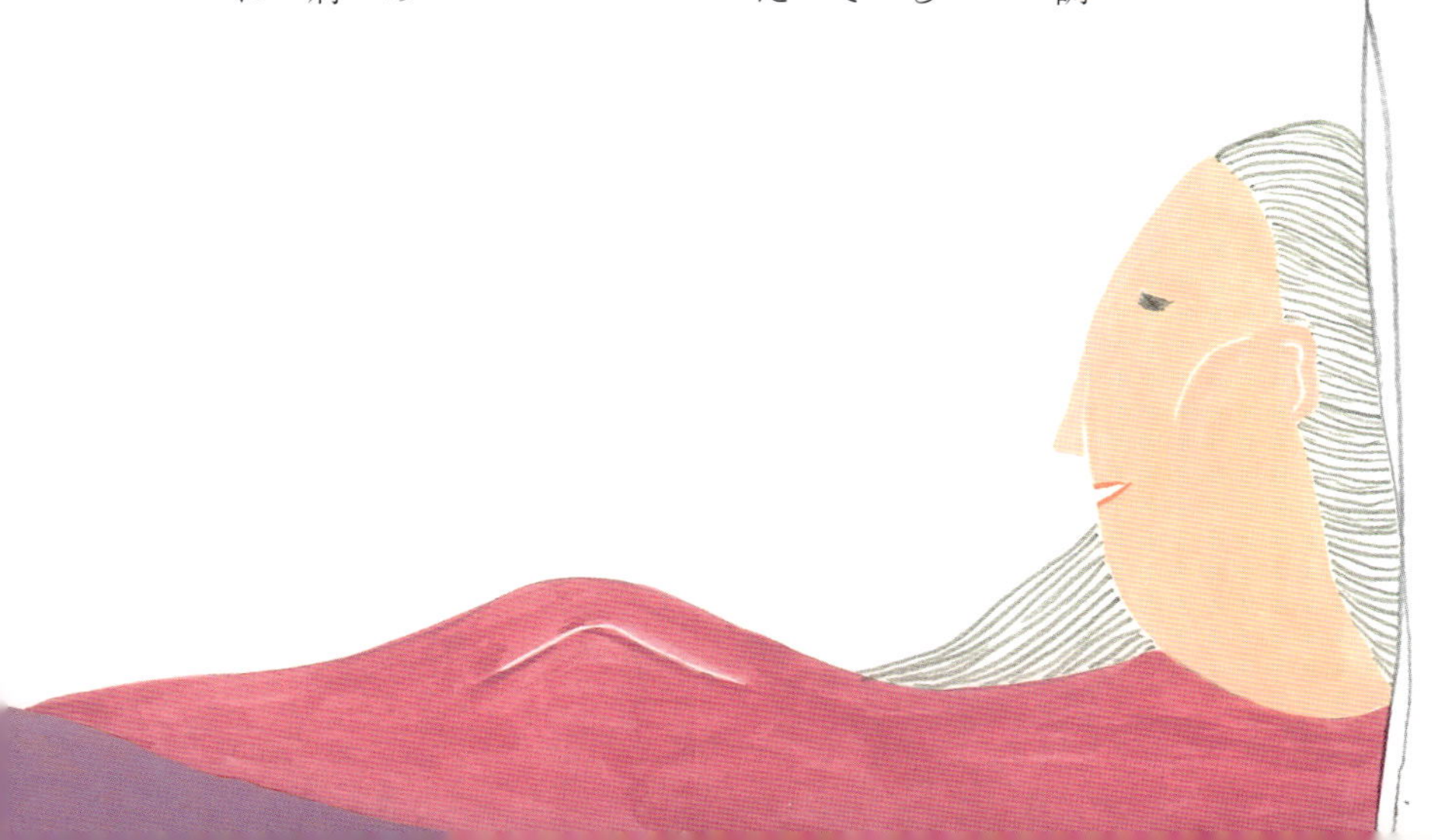

とりわけ〝顔〟は、もっとも顕著に体調を反映する場所です。

顔に注目した望診を、「顔望診《かおぼうしん》」といいます。

正しく顔望診できるようになると、臓器やその他の器官の不調、血液や水分循環の状態など、もっと具体的に細かく不調の前ぶれを見抜くことができます。

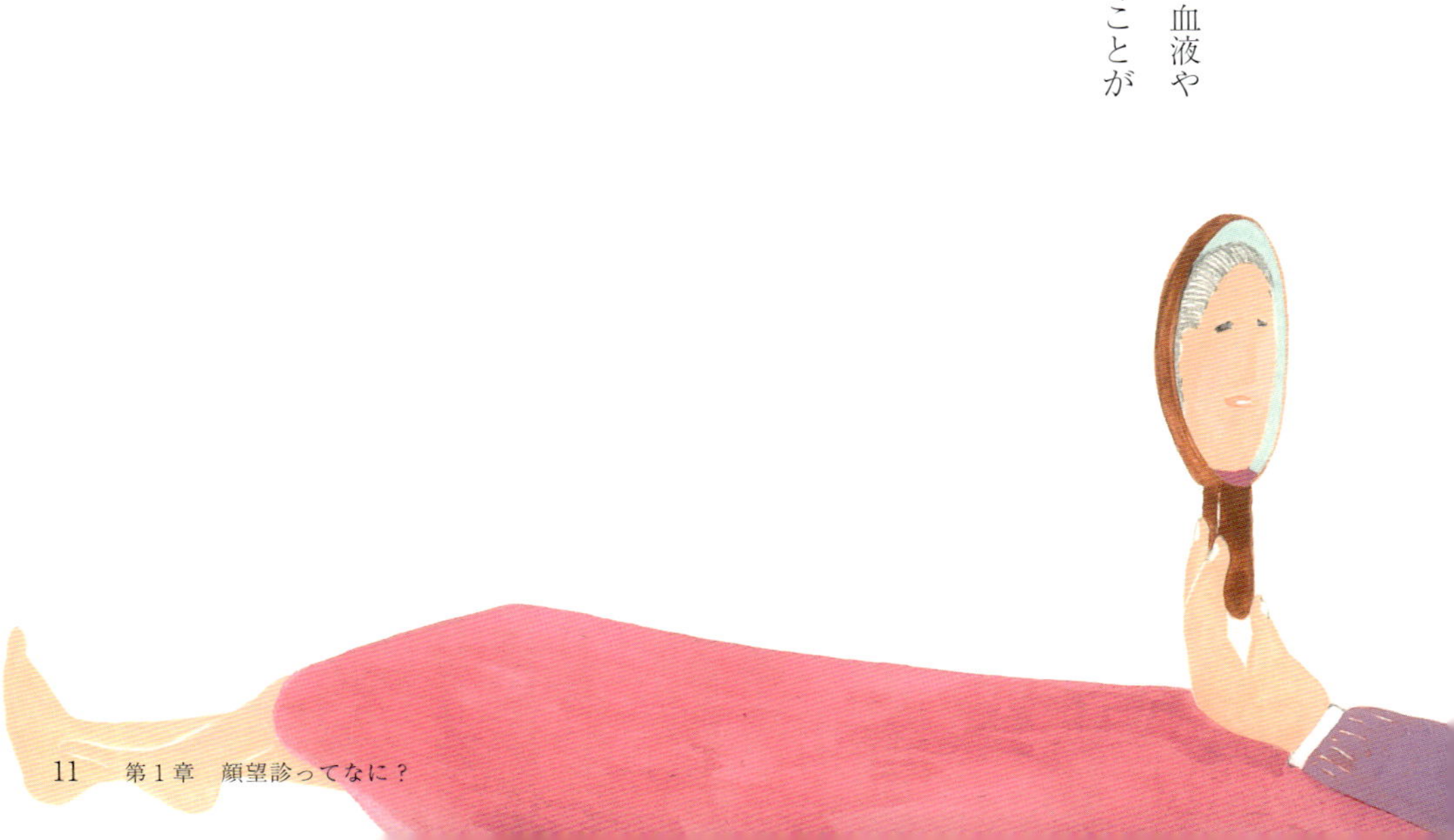

健康を司《つかさど》る五つの「臓《ぞう》」を知ろう

顔望診をおこなうために、東洋医学の「五臓《ごぞう》」を知りましょう。でも、厳密に理解する必要はありません。ごくおおざっぱなイメージをつかんでいただくだけで十分です。

東洋医学では、人間のからだのはたらきを、大きく「肝《かん》・心《しん》・脾《ひ》・肺《はい》・腎《じん》」の五つに分類し、これを「五臓」と呼びます。この「五臓」は、西洋医学でいう臓器とは一致しません。もう少し広い考え方です。

「五臓」は、食べものや飲みものからのエネルギーをためこみ、そのエネルギーをさまざまな器官（目や耳など）や組織（筋肉や皮膚など）に運んで、からだの成長や身体活動、精神活動を支えています。

ちょっとむずかしいですよね。

本書では、東洋医学の詳しい知識がなくても理解できるように、なるべく一般的な用語を用いて「五臓」について説明してみました（左図参照）。「五臓」は、互いに支え合って機能しています。一つでも弱まると、全体のバランスが崩れて、体調不良や病気を引き起こす要因となります。

健康を保つには、「五臓」がバランスよく働いていることが大切です。

「五臓」のはたらきと関係

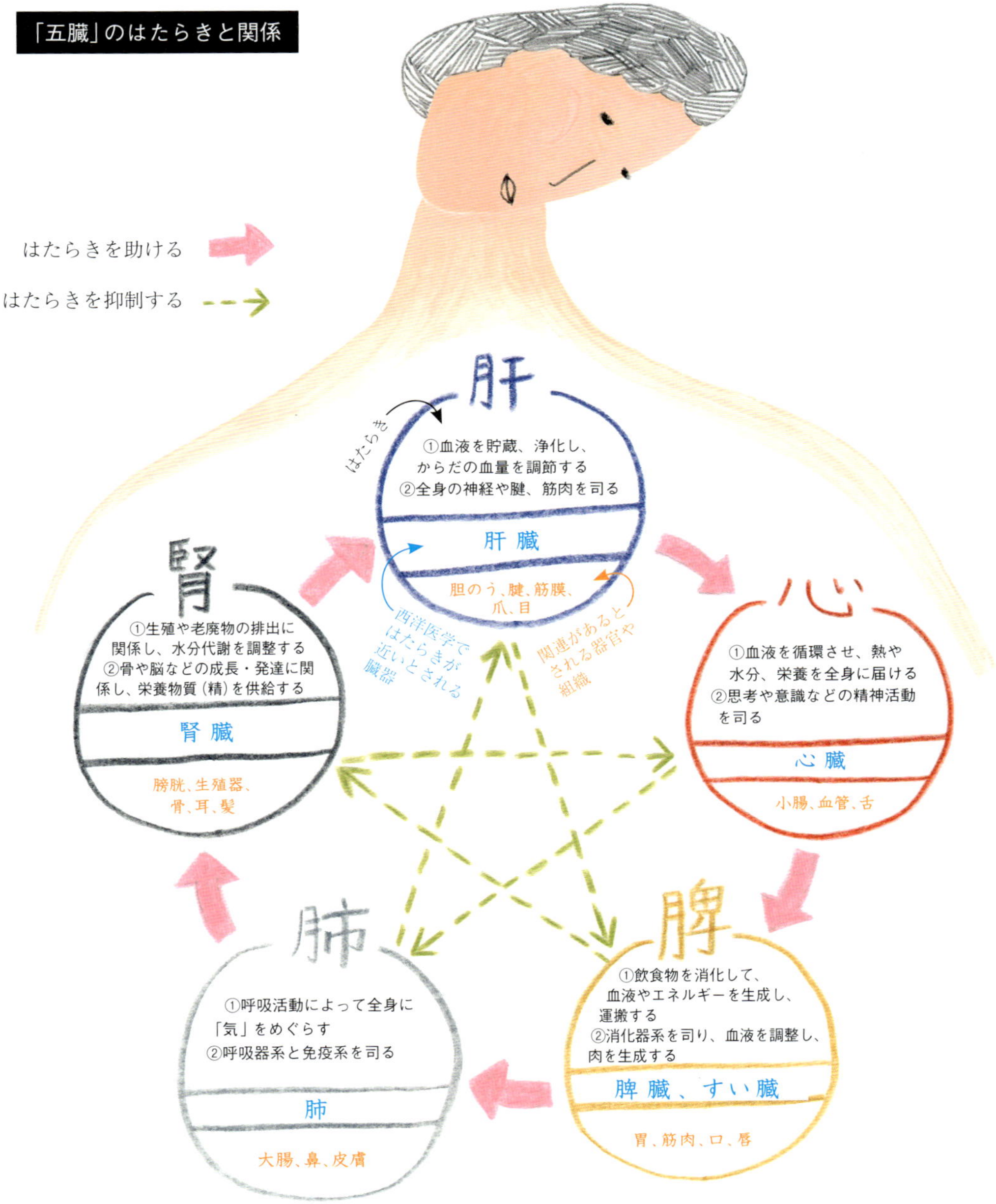

たとえば「肝」が弱まると、「心」を助ける力が低下するため「心」も弱まる。また、「肝」が「脾」を抑制する力が弱まるため「脾」が強まり、「腎」を強く抑制するために「腎」の機能も弱まる……。このように、「五臓」は互いに支え合っている。

顔と「五《ご》臓《ぞう》」はつながっている

「五臓」の不調は、顔に顕著にあらわれます。そのわけは、大きく二つ。

一つめは、顔には、「五臓」と直接つながるパーツがあること。たとえば、口は、消化器系を司る「脾」グループの胃と食道を通じてつながっていますね。食べすぎなどで胃が弱ると、口内炎や口角が切れるなど、口のトラブルが生じやすくなります。

二つめは、顔には、体内の血量や水分量の変動の影響が顕著にあらわれやすいということ。たとえば、目のまわりやほおは、毛細血管が集まっているうえに皮膚が薄いので、血量や水分量の微妙な変化が、むくみやカサつきとしてすぐにあらわれます。

各パーツや肌のトラブルは、「五臓」の不調のあらわれなのです。

「五臓」の不調があらわれやすい顔のパーツ

●肌

「五臓」すべての不調があらわれやすい

肌には、血液や水分バランス、熱量の乱れがあらわれやすい。どの「臓」が弱っているかによって、肌の色やトラブルが生じる場所が異なる

●髪・頭皮

「腎」の不調があらわれやすい

髪や髪を養う頭皮は、ホルモンや健康な血液が欠かせないため、生殖機能を司る「腎」の影響を受けやすい

●目

「肝」の不調があらわれやすい

目には毛細血管が集まっているので、血量を調整する「肝」の影響を受けやすい

●鼻

「肺」の不調があらわれやすい

鼻は肺とつながっているため、呼吸器系を司る「肺」の影響を受けやすい

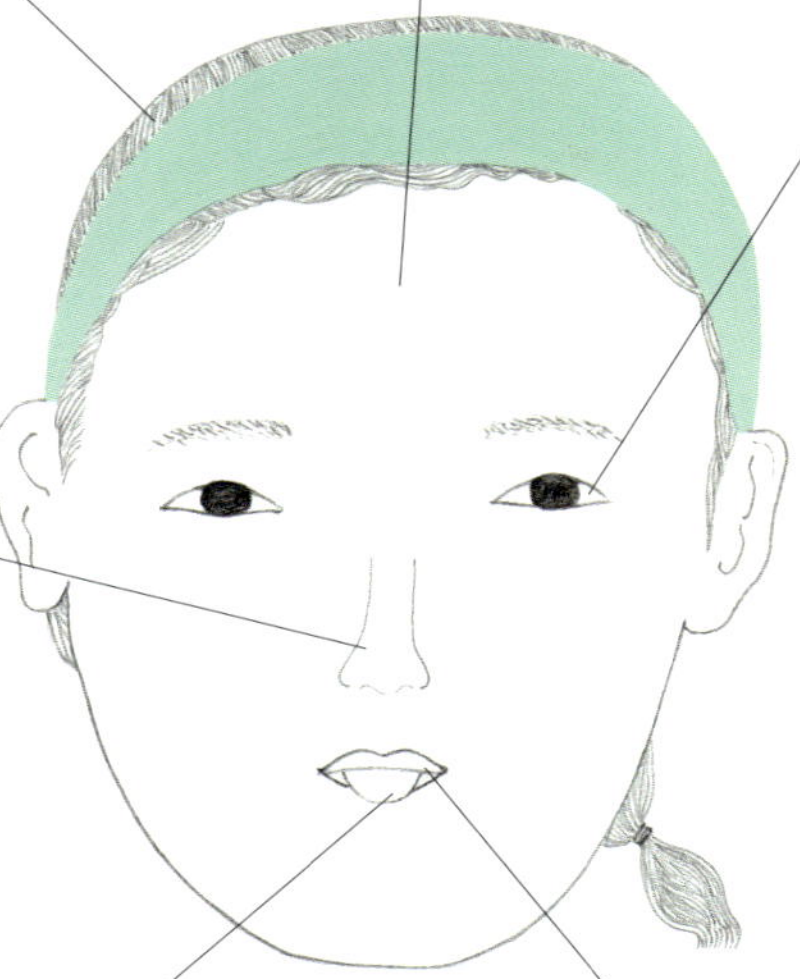

●舌

「心」の不調があらわれやすい

舌は粘膜におおわれ、多くの血管が集まっているので、血液循環を担う「心」の影響を受けやすい

●口

「脾」の不調があらわれやすい

口は食道で胃とつながっているため、消化機能を司る「脾」の影響を受けやすい

顔にあらわれるいろいろなこと

こころも顔にあらわれる

こころ（＝感情）は、まず表情として顔にあらわれますが、「五臓」にもダメージを与えてしまうことがあります。

たとえば、怒ると、〝腹が立つ〟といいます。これは、お腹の筋肉が緊張している状態です。お腹の筋肉が緊張すると、「肺」を圧迫し、呼吸が浅くなります。〝かんにさわる〟ともいいますが、これは、東洋医学では「肝」に影響をおよぼす状態だと考えられています。

悲しいときは、うつむきがちですよね。この体勢は「肺」を圧迫してしまうので、これも呼吸を浅くする原因。また、悲しく思いわずらっていると、食欲がなくなり、消化器系を司る「脾」にもダメージを与えます。

このように、こころの乱れは「五臓」に負担をかけ、ひいては顔にトラブルを起こす原因となるのです。

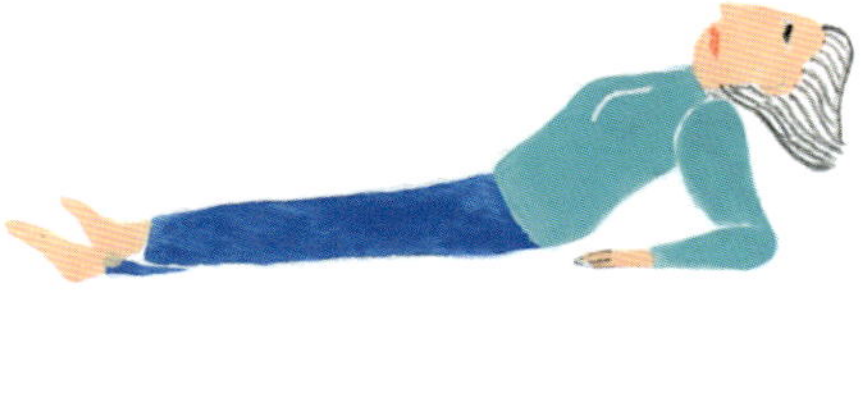

姿勢のクセも顔にあらわれる

たとえば、髪が長い人は、髪の毛がじゃまで、顔にかからないように首を傾けていませんか？　口角のゆがみや、ほおのたるみにつながる可能性があります。

パソコンを使う仕事で、顔を長時間下向きにしているせいで、あごがたるんでいませんか？

猫背で頭が前に傾き、首にしわができていませんか？

肌のたるみ、しわは、姿勢にクセがあるサインかもしれません。姿勢のクセはからだをゆがませて「五臓」を圧迫し、顔のトラブルの要因となります。

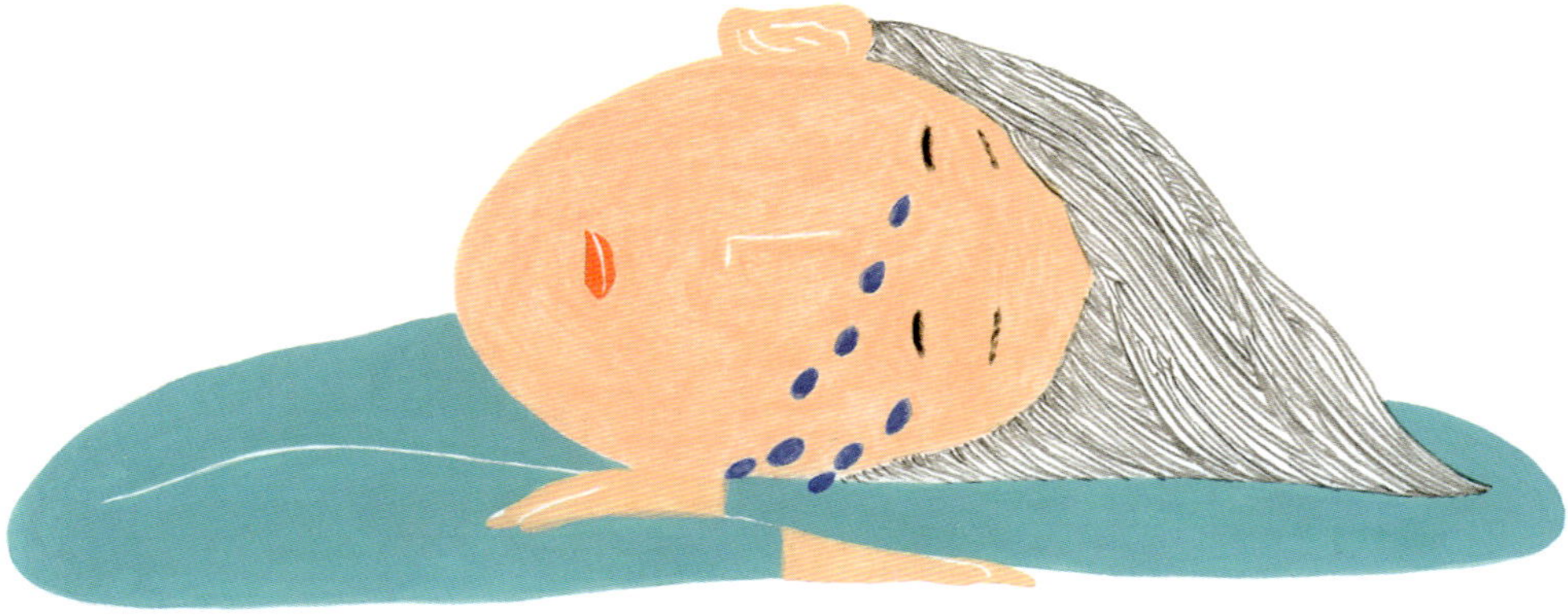

column 1

おぼえておこう！
女性のからだと顔の関係

女性の顔は、月経の周期によっても変化します。

月経が近くなると、顔がむくんだり吹き出ものが増えるなど、なんらかの自覚症状を感じる人は多いはず。これは、エストロゲン（卵胞ホルモン）とプロゲステロン（黄体ホルモン）という二つの女性ホルモンの分泌量の変化による現象です。妊娠中をのぞけば約25～38日の月経周期で、女性ホルモンは増減をくり返し、女性の顔やからだに変化を起こしているのです。

まず、月経の10日くらい前から、プロゲステロンの分泌が多くなります。このホルモンは、月経の準備として水分をためこむため、顔やからだがむくみます。この時期は、塩分の多い食材は控えましょう。皮脂の分泌も促すので、吹き出ものも多くなります。また、月経中は女性ホルモンの分泌量が下がるので、体温が低下し、血行がわるくなりがちです。月経前から月経中は、マッサージや半身浴で下半身の水分や血行を促すといいでしょう。とくに、足首や腰など血流がとどこおりやすい部分は、腹巻やくつ下であたためてケアしましょう。

月経後は、「美肌ホルモン」とも呼ばれるエストロゲンの分泌が高まります。そのため月経後は肌もツヤをとり戻し、心身ともに絶好調なのです。

基本編

第2章

顔望診でわかる
ナチュラルケア

今のからだに最適なケアがわかる

顔望診のすごいところは、顔を見るだけで、その日のからだに最適なケアが、おのずとわかるということ。からだの微妙な変化に合わせながら、食材を選び、ツボを押し、睡眠や運動などの生活態度まで、意識して変えていくことができます。

顔にあらわれたトラブルを放っておくということは、病気や体調不良のタネを放っておくということ。お肌のために、スキンケアをていねいにおこなうことも大事ですが、本当に必要なのは、からだの内側のケアです。毎朝の顔望診をつづけて、その日その日のからだに最適なケアをすれば、顔に出たトラブルの根本原因をとりのぞくことができます。顔もからだも健康な状態をキープできますよ。

顔に不調のサインが出たときは、まず、どの「臓」が弱っているかを知り、その「臓」を弱らせてしまった原因をとりのぞくことが大切です。ストレスや疲労、食べすぎなど、日々のライフスタイルのなかに必ず原因があるはずです。そのうえで、弱っている「臓」を集中的にケアして「五臓」

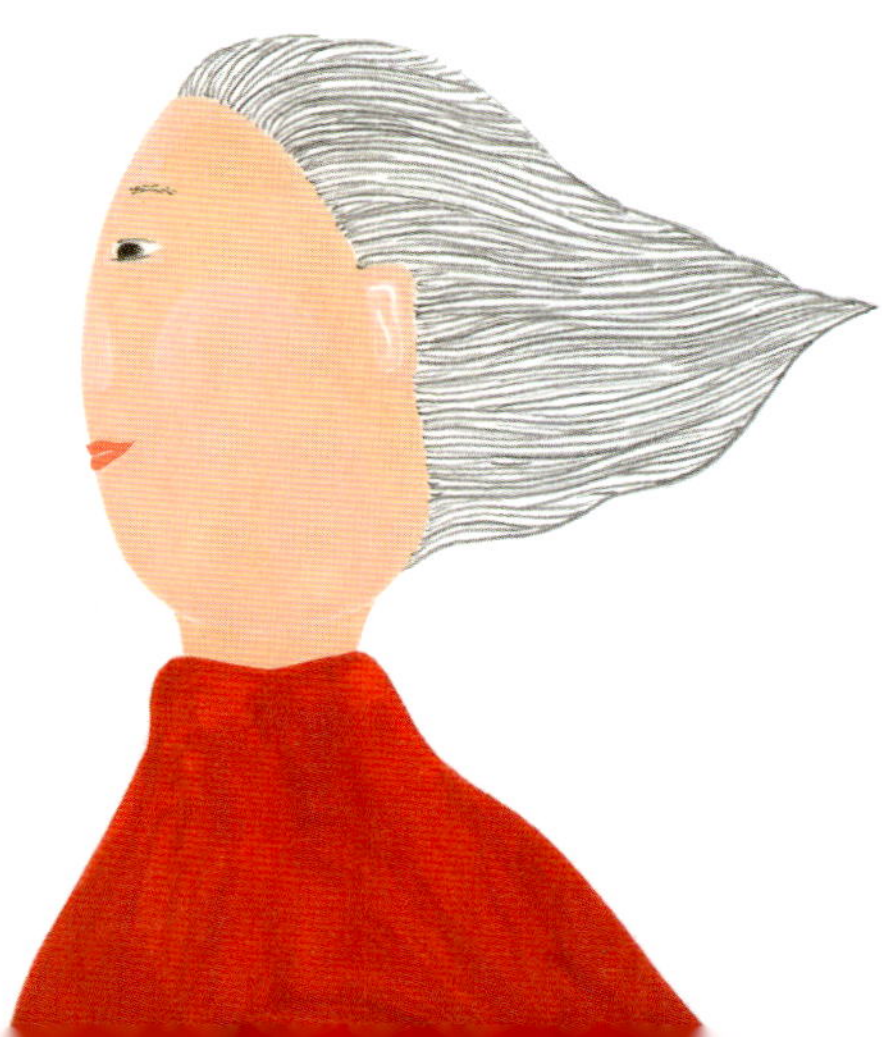

のバランスをとり戻していきましょう。

弱った「臓」を回復させるための食事やツボ押しは、かんたんだけど、効果テキメン。ダイレクトに「臓」のダメージを癒し、力をつけることができます。また、快眠、姿勢のゆがみ改善、運動も、「五臓」のバランスアップに欠かせません。

次のページから、具体的なケア方法を紹介していきます。

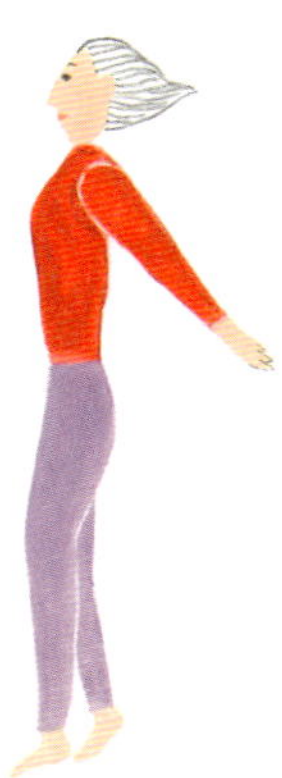

弱った「臓」をいたわる食事ケア

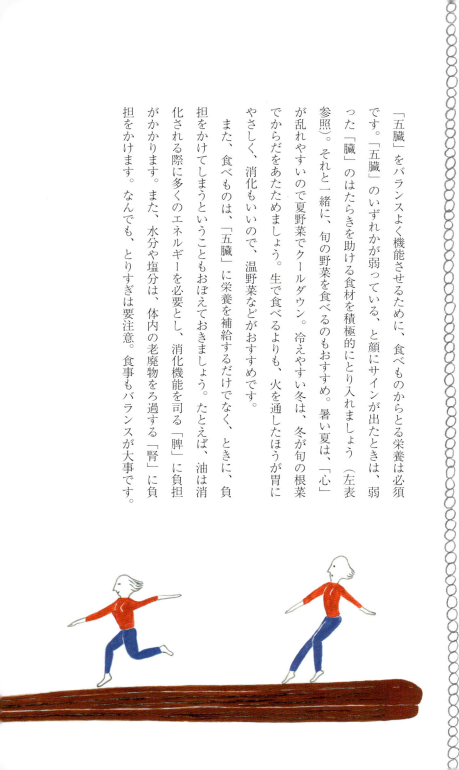

「五臓」をバランスよく機能させるために、食べものからとる栄養は必須です。「五臓」のいずれかが弱っている、と顔にサインが出たときは、弱った「臓」のはたらきを助ける食材を積極的にとり入れましょう（左表参照）。それと一緒に、旬の野菜を食べるのもおすすめ。暑い夏は、「心」が乱れやすいので夏野菜でクールダウン。冷えやすい冬は、冬が旬の根菜でからだをあたためましょう。生で食べるよりも、火を通したほうが胃にやさしく、消化もいいので、温野菜などがおすすめです。

また、食べものは、「五臓」に栄養を補給するだけでなく、ときに、負担をかけてしまうということもおぼえておきましょう。たとえば、油は消化される際に多くのエネルギーを必要とし、消化機能を司る「脾」に負担がかかります。また、水分や塩分は、体内の老廃物をろ過する「腎」に負担をかけます。なんでも、とりすぎは要注意。食事もバランスが大事です。

弱った「臓」を助ける食材選びのヒント

肝《かん》が弱っていたら	血量バランスをととのえるため、造血作用のあるものと酸味を適度にとる
心《しん》が弱っていたら	熱を循環させるため、血液をサラサラにするものと苦味を適度にとる
脾《ひ》が弱っていたら	消化器系に負担をかけないため、消化吸収がいいものと自然の甘味を適度にとる
肺《はい》が弱っていたら	免疫力を上げるため、粘膜を強くするもの（からだをうるおす作用があるもの）と、辛味を適度にとる
腎《じん》が弱っていたら	血を補い、からだをあたためるものと塩辛いものを適度にとる

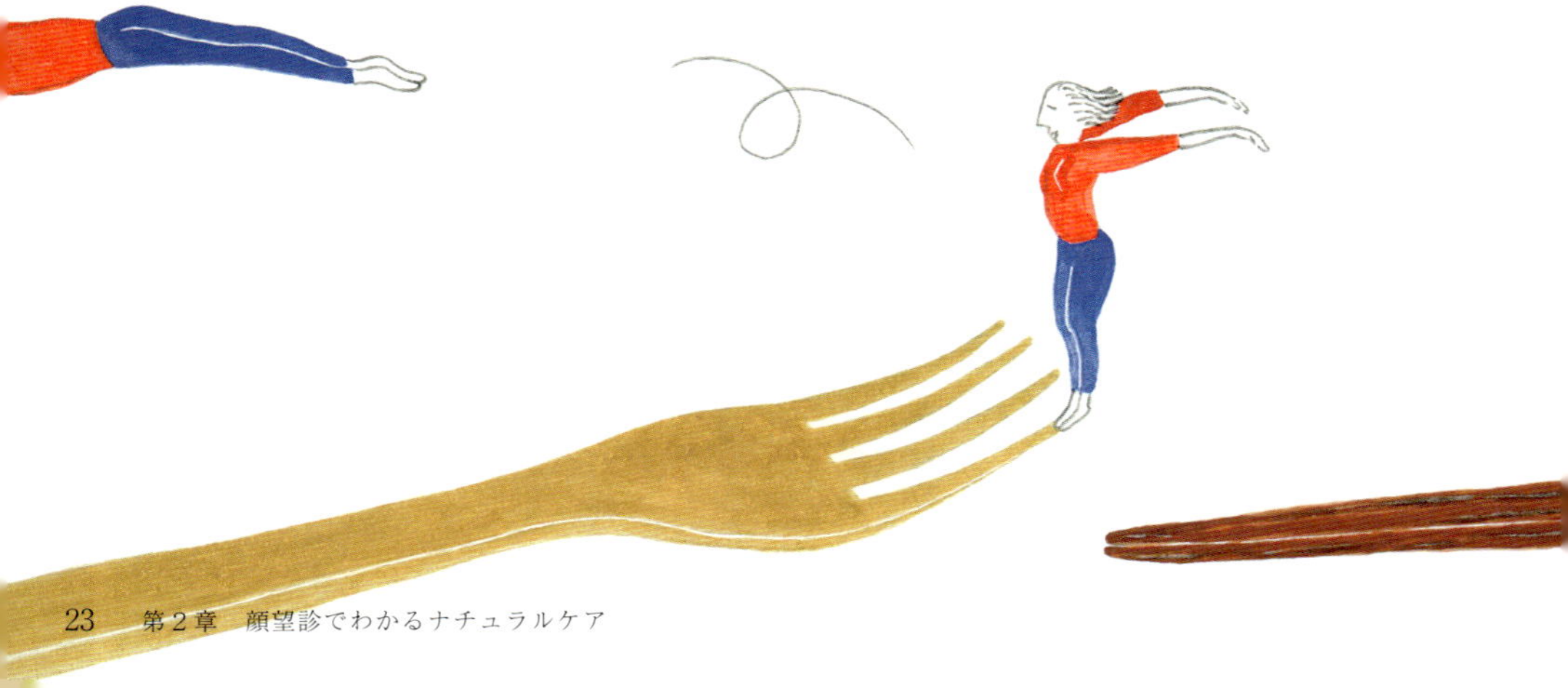

ナチュラルケア②

弱った「臓」をいたわるツボケア

東洋医学では、からだを元気にする生命エネルギーが、全身をめぐっていると考えられています。疲労やコリにより、その流れがとどこおると、「五臓」のバランスが崩れて、からだに不調を起こす要因になります。ツボは、そんな生命エネルギーが、とどこおりやすい場所に点在しています。たとえば、目が疲れたときには目頭、頭痛のときはこめかみを押すと、少しラクになる気がしませんか？　ツボを押すと、生命エネルギーの流れがスムーズになるからです。

ツボを刺激するときは、心地よいと感じるくらいの強さで押しましょう。手軽なのは指圧ですが、お灸による熱も同様の効果が得られます。好みや気分で使いわけて。

「五臓」に効く、おもなツボ

ツボは、血流や水分代謝などとも複雑に関係している。ツボを押すことで、血行や水分代謝がよくなるため、各ツボにしめした「臓」だけでなく、他の「臓」の回復もサポートできる。

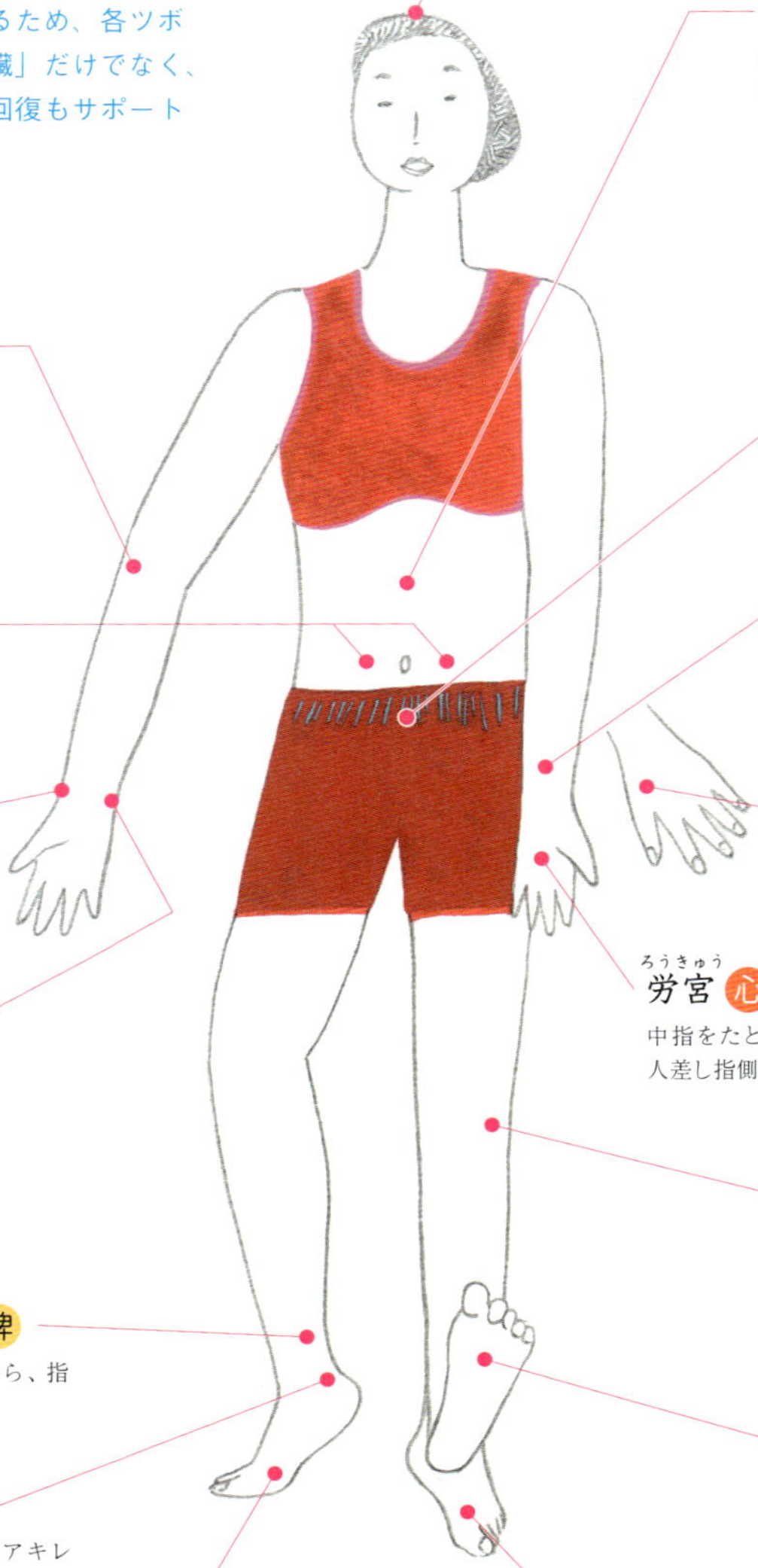

百会《ひゃくえ》 肝
頭頂部のややくぼんでいるところ

中脘《ちゅうかん》 脾
みぞおちとおへそのほぼ中間地点

曲池《きょくち》 肝
腕を十分に曲げたときにできる、横じわの外側の端

関元《かんげん》 腎
おへそから指四本分下がったところ

天枢《てんすう》 脾
おへそから、左右それぞれ指三本分離れたところ

内関《ないかん》 心
手首内側の横じわから指三本分ひじ寄り

太淵《たいえん》 肺
手首内側の横じわの親指側。脈を感じるところ

合谷《ごうこく》 脾
親指と人差し指の間で、人差し指側の骨のくぼみ

労宮《ろうきゅう》 心
中指をたどるとある人差し指側のくぼみ

神門《しんもん》 心
手首内側のしわの上の、小指側のくぼみ

足三里《あしさんり》 脾
ひざ下外側のくぼみから、指四本分下

三陰交《さんいんこう》 脾
内くるぶしから、指四本分上

湧泉《ゆうせん》 腎
足裏のつま先からかかとまで、約三分の一のところ

太渓《たいけい》 腎
内くるぶしとアキレス腱の間のくぼみ

太白《たいはく》 脾
足の側面、親指の付け根

太衝《たいしょう》 肝
足の甲の、親指と人差し指の骨が接するV字のくぼみ

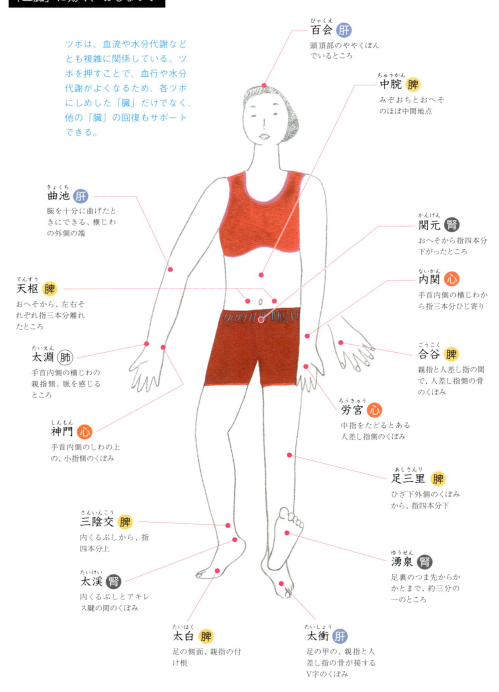

ナチュラルケア③

「五臓」のバランスをキープする 快眠・姿勢・運動ケア

快眠で疲労回復

疲労の蓄積は、「五臓」のパワーダウンのもとです。からだの疲れは、寝ることでしか解消できません。「五臓」をバランスよく保つためには、良質な睡眠で疲れをとることが、とても重要なのです。快眠のコツは二つ。

1　朝起きたら、太陽の光を浴びる

2　寝る時間がずれても、毎朝同じ時間に起きる

睡眠のリズムをととのえ、快眠がつづくよう努力をしましょう。

姿勢を正してゆがみ改善

姿勢がわるいと、「五臓」は圧迫されて、はたらきがにぶくなります。「五臓」に負担をかけない正しい姿勢を保つために、まず筋肉や関節をほぐして姿勢のゆがみをリセットしてから、正しい姿勢をキープする筋肉をつけていきましょう。次の三段階のゆがみ改善法を試してみてください。

１　ストレッチで、骨盤まわりの筋肉をゆるめる
２　屈伸で、足首、ひざ、股関節をほぐす
３　腹筋と背筋を鍛え、バランスよく筋肉をつける

ほかにも、髪の毛の分け目を反対にしてみたり、バッグをいつもと反対の手で持つなど、姿勢にゆがみをもたらすクセを直すよう心がけて。トイレは、和式を使うと、下半身の筋肉を鍛えられますよ。

下半身の運動で代謝アップ

筋肉量を増やすと、代謝が上がり血行もよくなるので、「五臓」のはたらきを助けることになります。正しい姿勢をキープするためにも、筋肉は必須。からだの筋肉は、おへそから下の下半身に多く集まっているため、下半身の筋肉を鍛えることは、全身の筋肉量を維持することにつながります。

わざわざ時間をつくって運動しなくても、エスカレーターではなく階段を使ったり、電車一駅分を歩くなど、日常生活のなかで下半身を動かす機会を少し増やすだけで、効果があります。

Ｏ脚の人は、足の内側の筋肉が足りません。足の内側に力を入れるよう意識して歩き、蹴りだすときには足首も動かしましょう。

column 2

顔もよろこぶ！　お灸で冷えとり

「冷えは万病のもと」といわれるように、からだが冷えると内臓の機能が低下し、顔にさまざまなトラブルが発生します。すこやかな顔を保つためには、日頃から冷え対策が必要です。

冷え対策におすすめなのが「お灸」です。お灸の材料は、よもぎからできた「もぐさ」。もぐさに火をつけると、水分や油分を含んだ熱（湿熱）を発します。この熱がツボを刺激して、からだをじっくりあたため、冷えにより低下した内臓の働きを回復させてくれます。

お灸は、誰でも自宅でかんたんにはじめることができます。初心者には、燃焼部分が肌に直接つかないように台座がついた「台座灸」がおすすめ。種類が豊富で、体感温度や香りも選べます。自分の好みに合ったお灸を見つけて、毎日のお灸タイムを楽しんで！

◆お灸をするときの注意点

・顔にしない。
・食後や運動後、入浴後などの血行がよくなっているときは、効果が弱まるので控える。起床時や就寝前がおすすめ。
・回数は、一日１回、３か所までが目安。
・心地よいあたたかさが感じられればＯＫ。不快なほど熱いと感じたら、我慢をせずにはずす。

実践編

第３章

トラブル別
今日のからだとケア

顔望診の4つのポイント

さっそく、顔望診をはじめましょう。
より正確な顔望診をおこなうための４つのポイントです。

point 1 朝、明るいところで見よう

顔望診は、からだが休息した状態にある朝におこなうのが最適です。とはいえ、目がさめた直後は、からだは完全な活動モードには入っていません。ストレッチをしたり朝ごはんを食べたりして、頭もからだもスッキリ目ざめてから鏡を見ましょう。自然光が入る窓ぎわなど、できるだけ明るいところで見るのもポイント。暗い場所だと、正確な肌の色がわかりにくいからです。

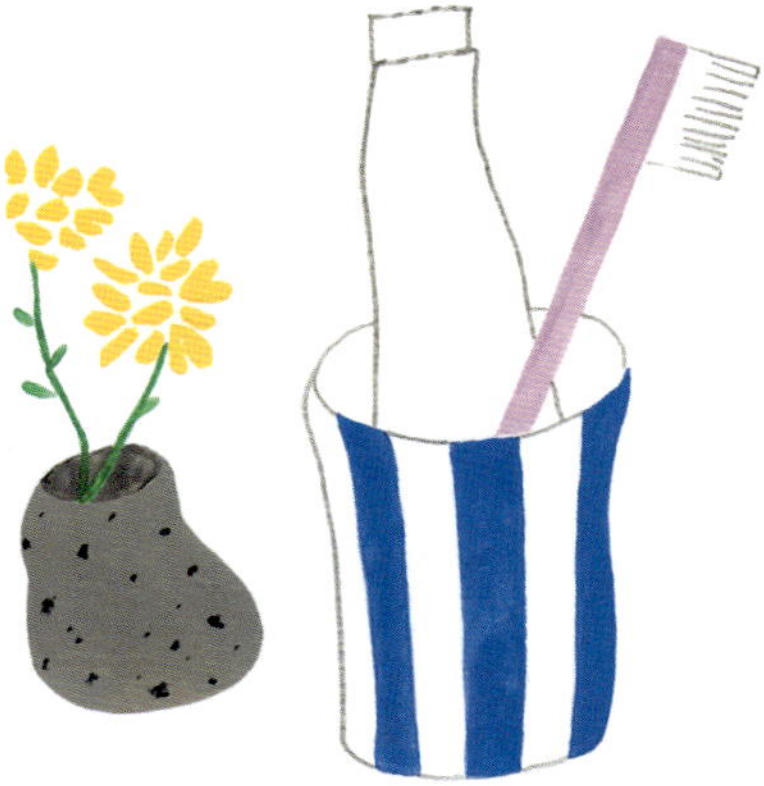

point 2 〝いい顔〟をつくろうとしない

鏡の前で、つい〝いい顔〟をつくっていませんか？　調子がわるいときは元気のない顔、イライラしているときは不機嫌な顔のままでいいのです。また、東洋医学において、目は「こころの遣い」と呼ばれる場所。目に力がなければ不安やストレスを抱えているサインです。目にもよけいな力を入れず、あるがままの状態で顔望診しましょう。

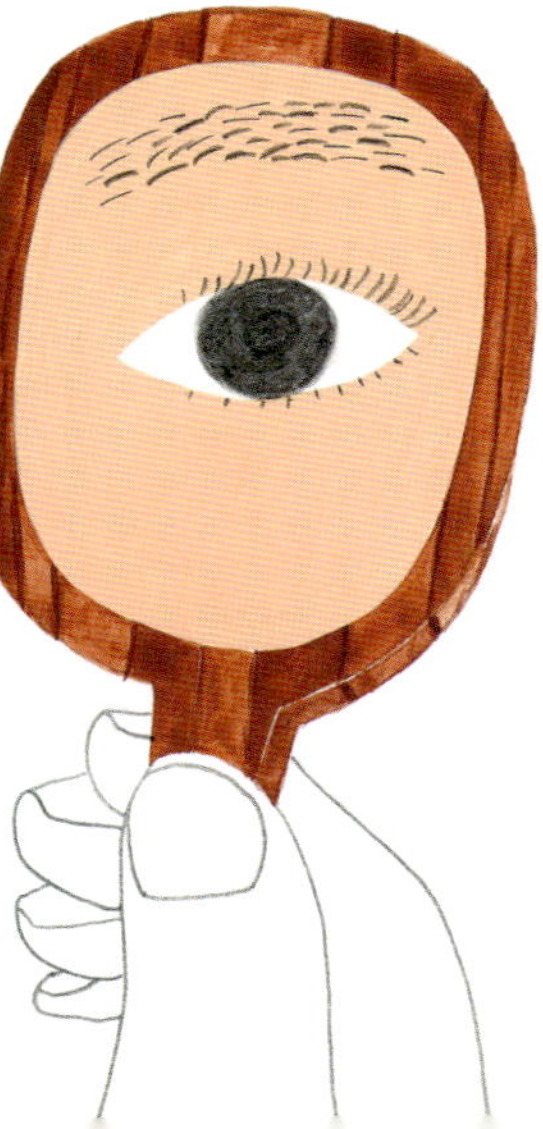

顔色を観察

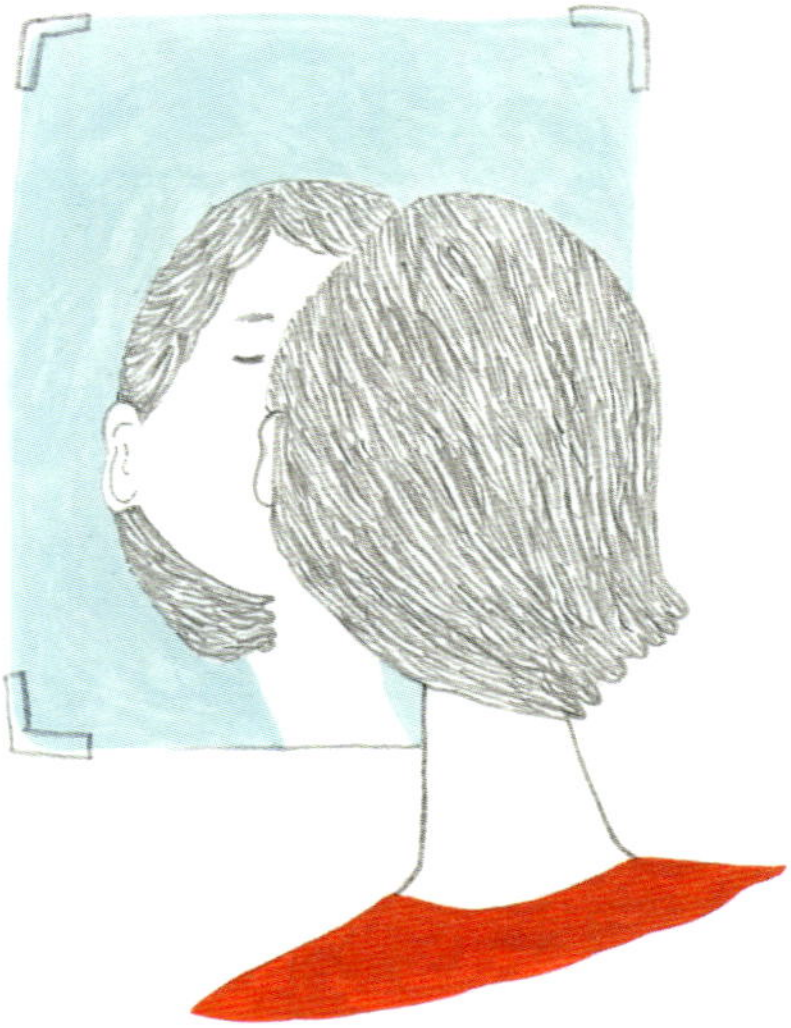

point
3

今日の顔色は、昨日と比べて変化はありますか？　もし、昨日の顔色が赤っぽかった人が、赤みが薄くなっていることに気づいたら、弱っていた「心《しん》」の状態が改善されてきたサイン。そんなふうに、自分の顔色の変化をチェックしましょう。

point
4

顔の症状を確認します。肌のハリや、毛穴の開きはどうか、しみやくすみ、吹き出ものは出ていないか……など、よく見てみてください。そして、吹き出ものや、肌の赤みなどのトラブルがある場合は、顔のどこにできているかも確認しましょう。次のページで、具体的なチェックポイントを紹介します。

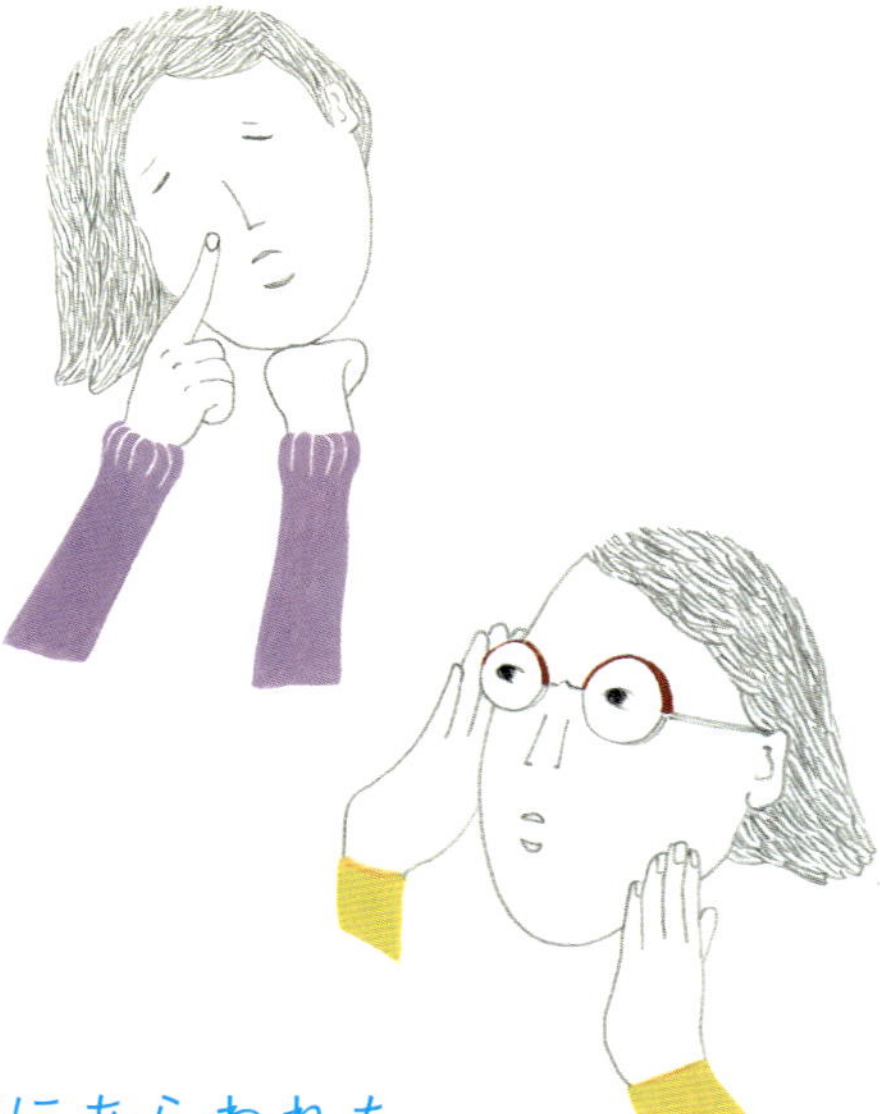

顔にあらわれたトラブルを確認

顔のトラブルチェックシート

あてはまるトラブルがあれば、該当ページに進みましょう

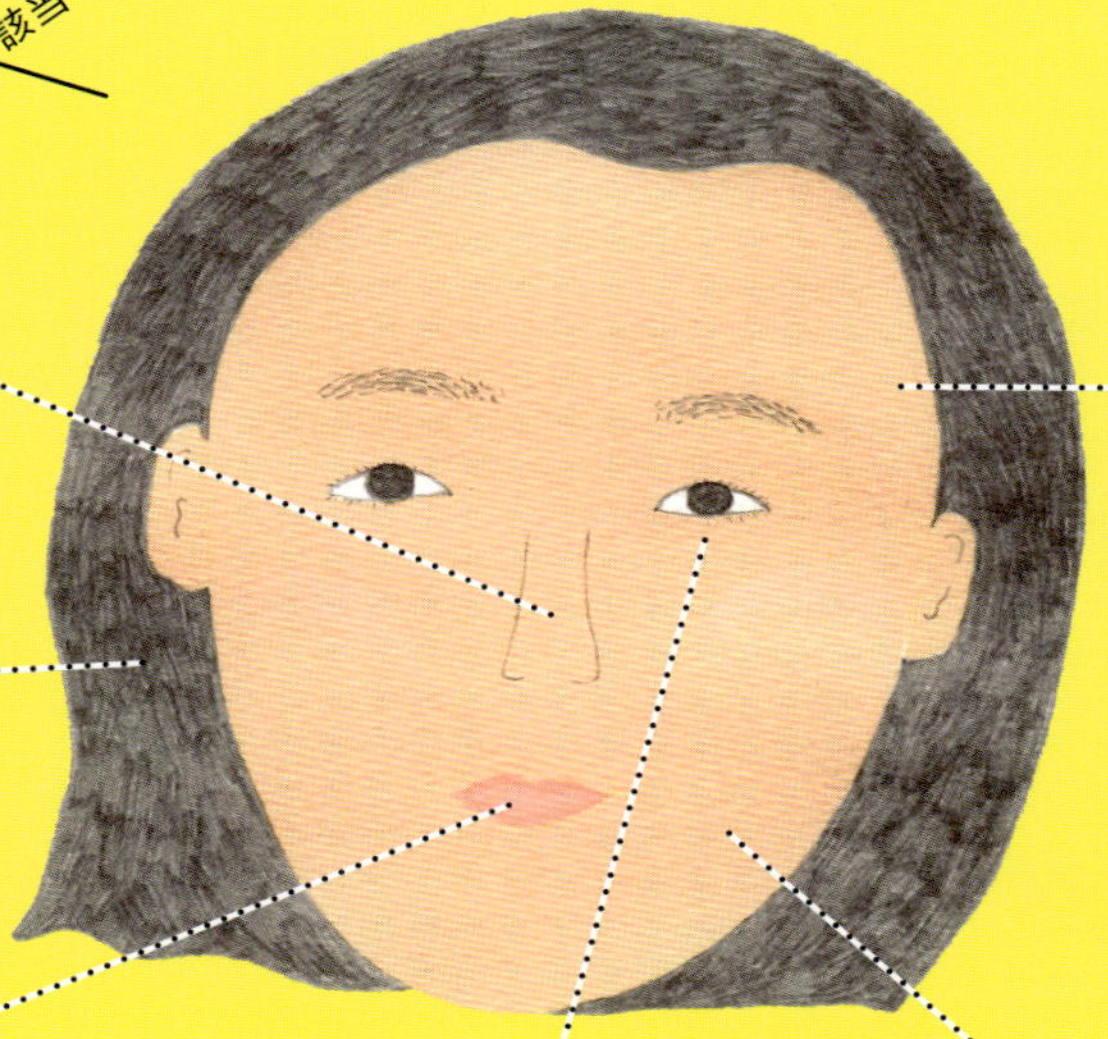

顔色

□ 赤い(P.34)
□ 青い(P.36)
□ 黒い(P.38)
□ 黄色い(P.42)
□ 白い(P.43)

肌

□ 乾燥している(P.44)
□ 吹き出ものがある(P.46)
□ 毛穴が目立つ(P.48)
□ 脂っぽい(P.51)
□ くすんでいる(P.52)
□ むくんでいる(P.54)
□ ハリがない(P.56)

目

目のまわり・まぶた

□ クマがある(P.60)
□ 下まぶたの裏が白い(P.61)
□ まぶたがむくんでいる(P.62)

白目

□ 赤い(P.63)

自覚症状

□ 涙目になっている(P.64)
□ 乾いている(P.65)
□ 疲れている(P.68)

今日の顔は？

鼻

□ 吹き出ものがある（P.69）
□ 赤い（P.70）

自覚症状

□ 鼻がつまっている（P.71）
□ 鼻血が出やすい（P.72）

髪・頭皮

髪

□ 抜け毛が気になる（P.86）
□ 枝毛がある（P.87）

頭皮

□ ぶよぶよしている（P.88）
□ フケが出る（P.89）

口

口角

□ 切れている（P.73）

唇

□ 白っぽい（P.74）
□ 荒れている（P.75）

口のまわり

□ 吹き出ものがある（P.76）

口の中

□ 口内炎がある（P.77）
□ 口臭が気になる（P.80）
□ 口の中がベタつく（P.81）
□ 唾液がたくさん出る（P.82）
□ 歯茎から出血している（P.83）

舌

□ 舌の形、色、舌苔の状態をチェックしましょう（P.84）

顔色が赤い

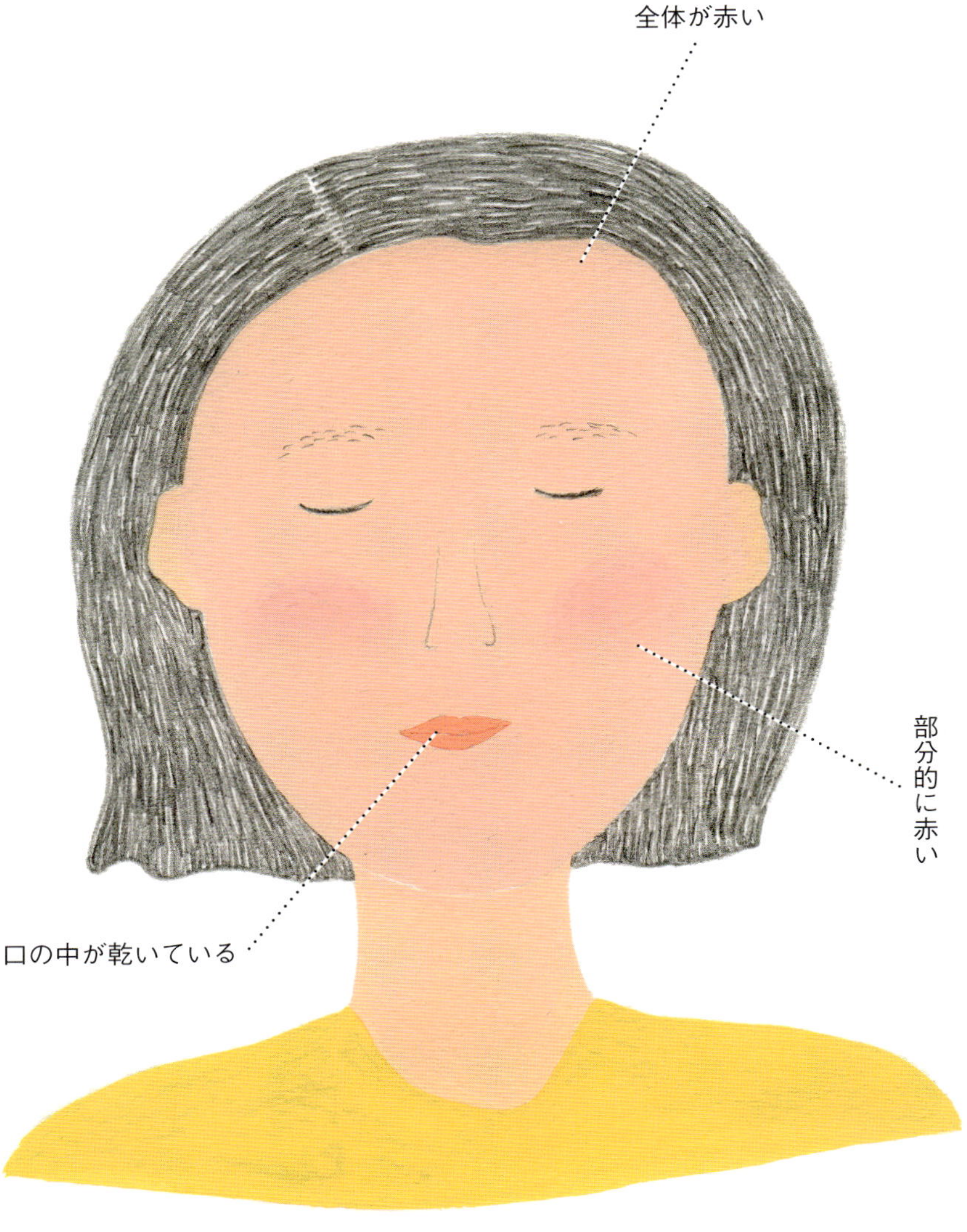
全体が赤い
部分的に赤い
口の中が乾いている

今日のからだ

からだで発生した熱が、顔にたまっています

全体的に赤いとき

「心《しん》」が働きすぎて、オーバーヒート状態かも。血圧が上がると、大量の血液を送り出す「心」はめいっぱい働かざるをえません。仕事などをがんばりすぎていませんか？ また、貧血ぎみのときも、少ない血液を全身にめぐらそうとせっせと働いてしまいます。どちらの場合も血液循環が乱れ、熱もうまく循環されません。その熱が頭のほうに上昇してたまり、顔全体が赤くなるのです。

部分的に赤いとき

冷房にあたりすぎたり運動不足により、汗をうまくかけなくなっているようです。熱をスムーズに体外に放出できず、部分的に熱がたまり、赤くなっています。

★からだに起こりやすい症状／下半身の冷え、むくみ、疲労感、動悸、息切れ、のどの渇き

今日のすごしかた

食事で血液循環をサポート

血液をサラサラにする食材で、血液循環をサポートしましょう。部分的に赤いときは、汗をかいて、熱を発散させるのも◎。心臓に負担をかけないよう、ウォーキングや半身浴がおすすめです。

頭の熱を分散させるツボ「百会」を押してみよう。休養もお忘れなく！ 今夜は早めに寝ましょう。

おすすめのツボ・食材

アーモンド、青魚、アボカド、きゅうり、黒ごま、黒豆、鮭、大豆、玉ねぎ、長ねぎ、ワカメなど

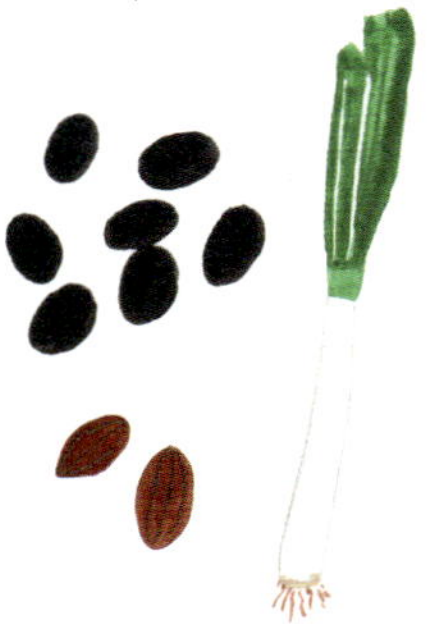

百会《ひゃくえ》

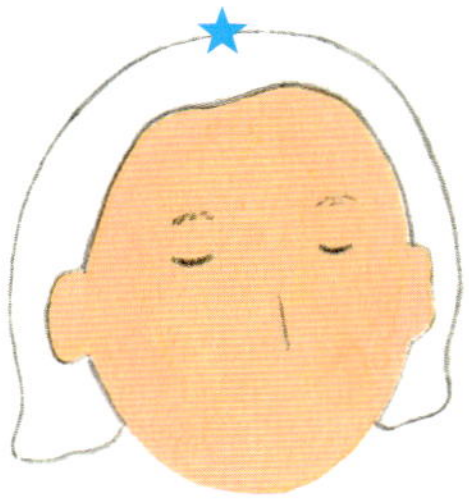

頭頂部のややくぼんでいるところ。握りこぶしの親指の付け根で指圧して。ほかに、リラックス効果のある**神門**や、呼吸をととのえて心臓を落ちつかせる**内関**もおすすめ（位置はP.25）

顔色が青い

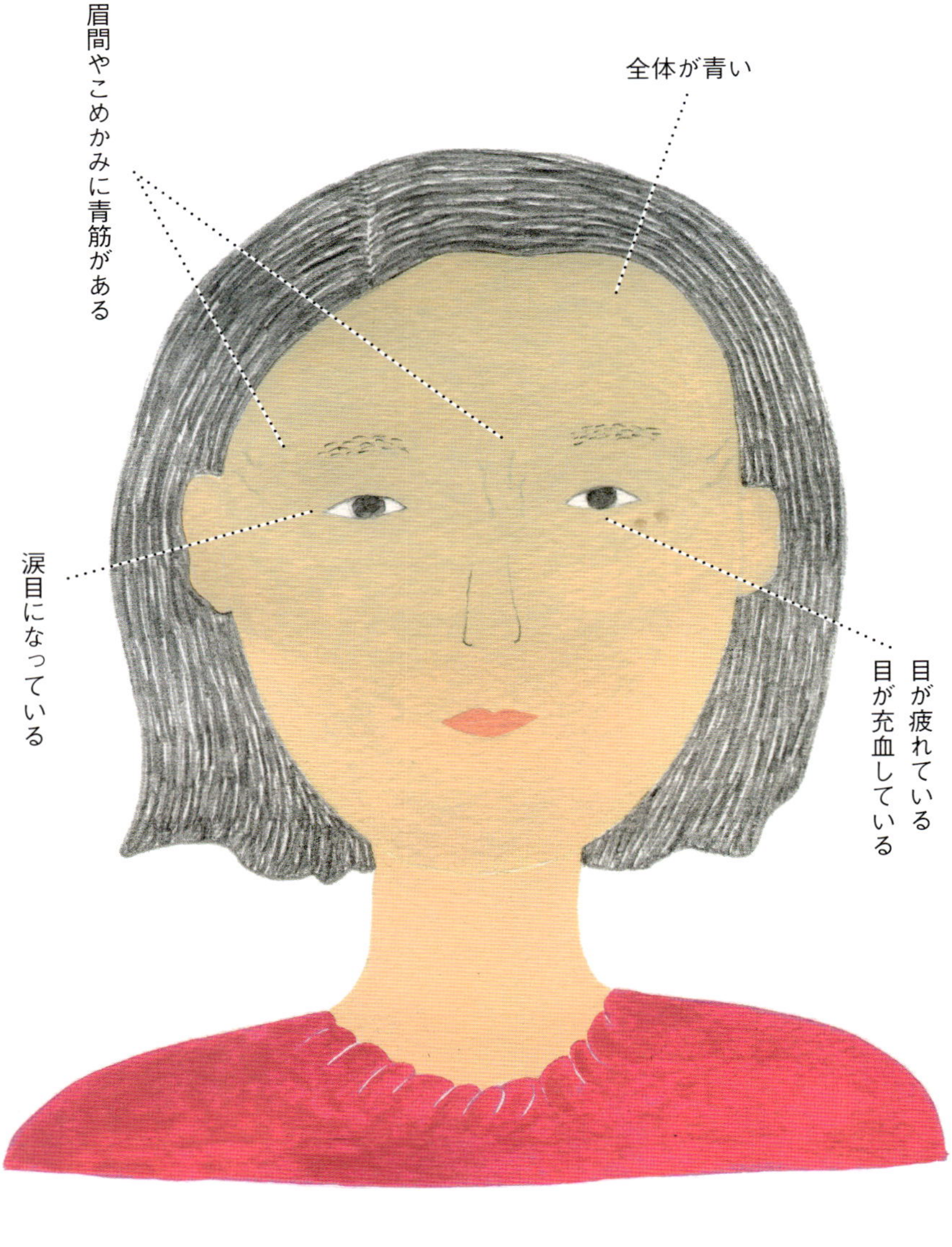
眉間やこめかみに青筋がある
全体が青い
涙目になっている
目が疲れている
目が充血している

今日のからだ

血液に老廃物がたまっています。ストレスを抱えていませんか？

「肝《かん》」の、血液を浄化する機能が低下しているようです。正常に浄化されない血液は、老廃物で黒ずみ、肌を通すと青く見えます。眉間やこめかみは皮膚が薄いため、青筋が目立つこともあります。

また、目に健康な血液が十分に届かないため、充血したり、涙目になるなど、目のトラブルも生じやすくなっています。

「肝」はストレス、とくに怒りに影響され、ダメージを受けやすい「臓」です。イライラしたり、カッとなることがつづいていませんか？「肝」の機能が弱まると、消化器系の「脾《ひ》」もパワーダウンする可能性があります。

★からだに起こりやすい症状／頭痛、イライラ、おどおど、食欲のムラ

今日のすごしかた

ほっとできる時間をつくり、リラックス！

散歩や、気の合う友達との食事会などで、気分転換をはかりましょう。夜は、リラックス効果の高いアロマをたいて、安眠をこころがけて。

腹式呼吸をすると、血流が促され、心身ともにリフレッシュできます。ストレス解消に効くツボは、「労宮」。食事は、良質な血をつくる食材をとろう。

おすすめのツボ・食材

青魚、海藻類、貝類、きくらげ、チーズ、プルーン、緑黄色野菜、レバー、レモンなど

労宮《ろうきゅう》

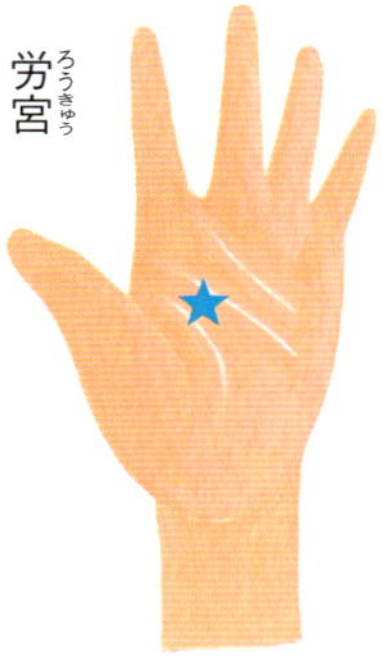

手のひらの、中指をたどるとある人差し指側のくぼみ。人差し指と中指の骨が交わったあたり。ほかに、肝臓に効く**太衝**や、下腹部の血流を改善する**関元**もおすすめ（位置はP.25）

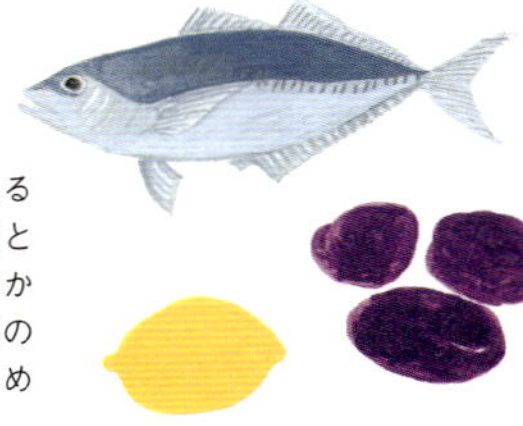

顔色が黒い

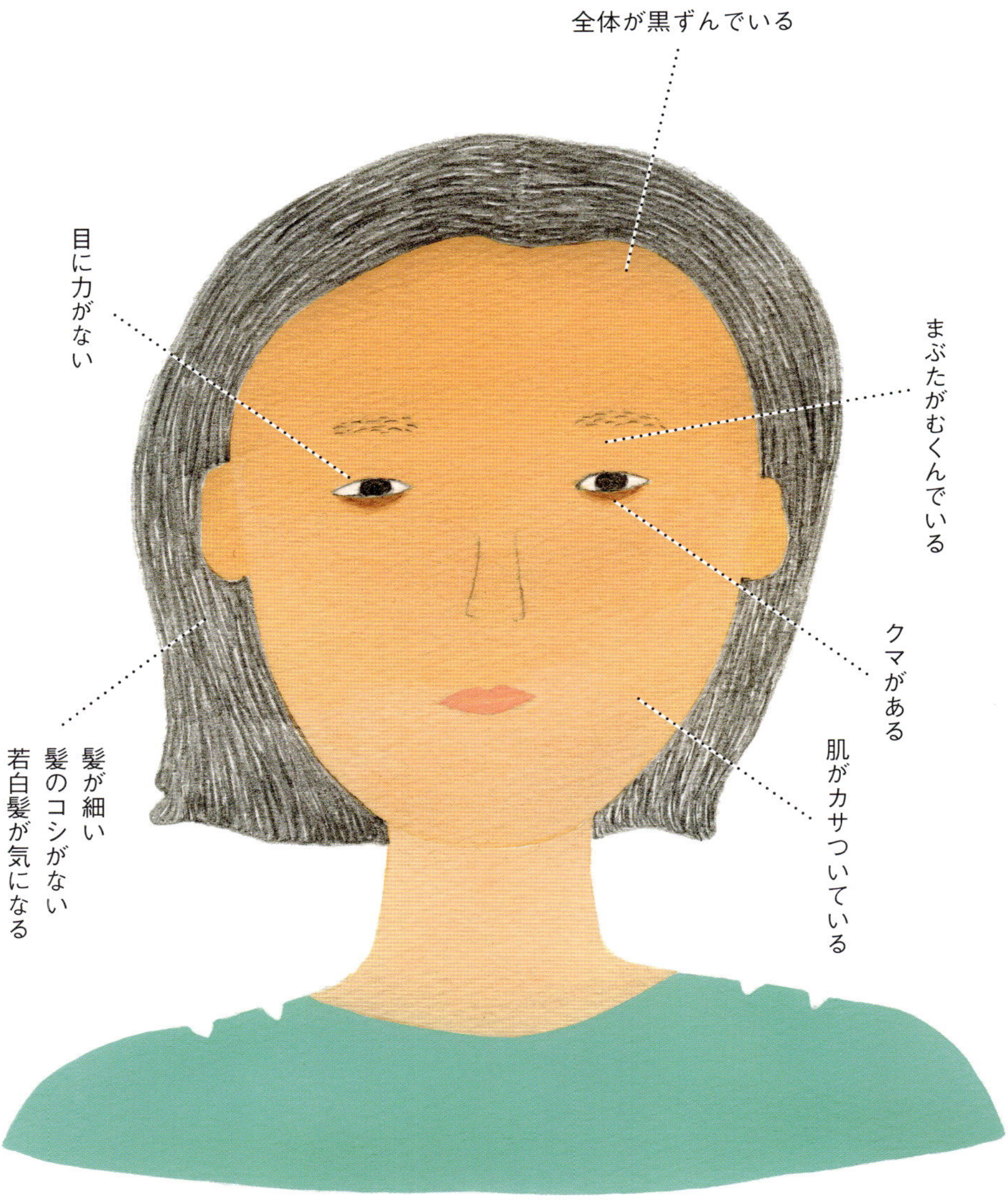
全体が黒ずんでいる
目に力がない
まぶたがむくんでいる
クマがある
肌がカサついている
髪が細い
髪のコシがない
若白髪が気になる

顔色

顔色が黒い

今日のからだ

血液に老廃物がたまり、栄養が運ばれていません

水分代謝などをおこなう「腎《じん》」の機能が低下し、血中に老廃物や余計な水分がたまっています。そのため、本来なら血液によって運ばれる栄養が、肌までいきわたらず、肌が黒ずんでいるのです。目の下の皮膚はとくに薄いため、黒ずみが目立ち、クマがあらわれることも。目にも力がありません。からだ全体も元気がなくなります。水分代謝の乱れは、まぶたのむくみや肌のカサつきにもつながります。

また、若白髪など髪のトラブルも起きているかも。「腎」にダメージを与える、睡眠不足や疲労が蓄積していませんか？　からだが冷えていませんか？　「腎」は冷えに敏感です。筋肉量が少ない人は、からだをあたためる力が弱いので要注意。

★からだに起こりやすい症状／冷え、疲労感

今日のすごしかた

大股で歩いて、代謝を上げよう

代謝を上げて、老廃物の排出を促して。ウォーキングや軽いジョギングがおすすめですが、大股で歩くだけでも効果あり。股関節を大きく動かすと、血流がよくなり、代謝がアップします。代謝や冷えを改善するツボ「湧泉」を押すと、顔色が明るくなります。食事はカリウムを含むものを適度にとって。

おすすめのツボ・食材

青のり、アボカド、オレンジ、昆布、里芋、ひじき、バナナ、山芋、りんご、レーズンなど

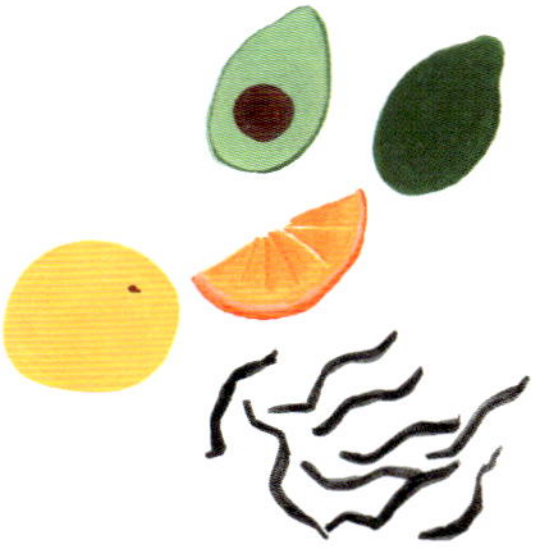

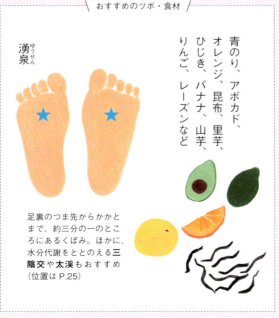

湧泉《ゆうせん》

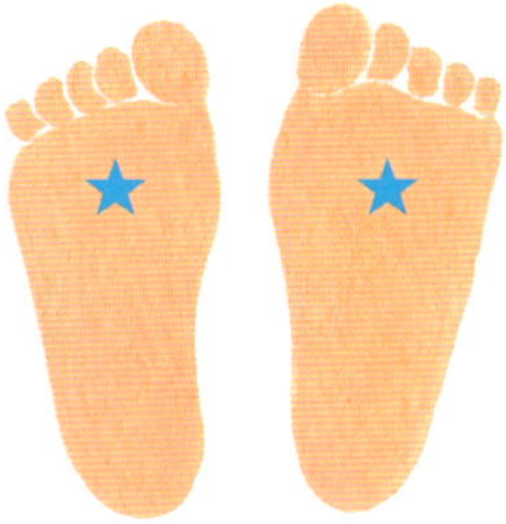

足裏のつま先からかかとまで、約三分の一のところにあるくぼみ。ほかに、水分代謝をととのえる**三陰交**や**太渓**もおすすめ（位置はP.25）

「眉とまぶたのあいだ」でわかる、あなたの体質

「五臓」のバランスを、いつもかんぺきに保つことはむずかしく、ほとんどの人にはもともとダメージを受けやすい「臓」があります。それが体質です。自分の体質を知ることは、「五臓」のバランスを保ち、健康なからだをキープするための第一歩です。

体質は顔色でわかります。「今日はのぼせ気味で赤っぽい」、「今日は血の気がなくて白っぽい」……など、顔色は毎日少しずつ変わりますが、本来の色はなかなか変わりません。その本来の色が、あなたの体質をあらわしているのです。

体質をしめす顔色をチェックしやすいのは、血管が少なく、体調の影響が出にくい、眉とまぶたのあいだです。

顔に不調のサインが出ていないときも、体質を意識した食事（23ページ参照）や生活スタイルをこころがけてみて。

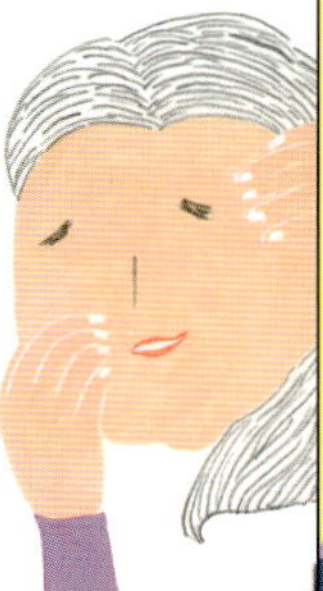

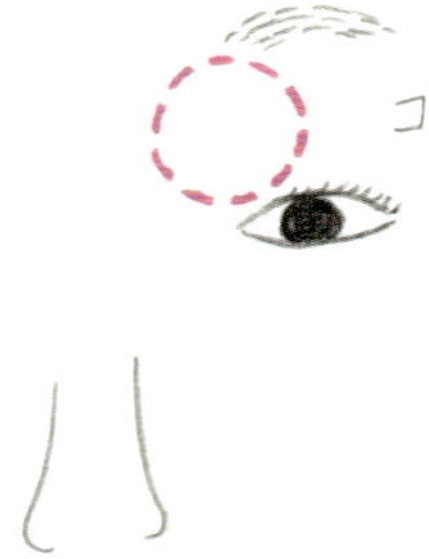

青っぽい

血液を浄化する力が低下し、老廃物がたまりがち。

感情の高ぶりや食欲のムラ、便秘、下痢、肩こりなどが起こりやすい

「肝《かん》」がダメージを受けやすい体質

赤っぽい

血液循環が乱れ、代謝が低下しがち。

動悸や息切れ、手足のむくみなどが起こりやすい

「心《しん》」がダメージを受けやすい体質

黄色っぽい

消化機能が落ち、栄養が吸収されにくいので、筋肉がおとろえがち。

食欲低下、胃痛、冷え、貧血などが起こりやすい

「脾《ひ》」がダメージを受けやすい体質

白っぽい

呼吸が浅く、酸素不足で栄養が十分に運ばれず、免疫力が低下しがち。

風邪、便秘、むくみなどが起こりやすい

「肺《はい》」がダメージを受けやすい体質

黒っぽい

ホルモン分泌などの生殖機能がダウンしがち。

無気力、冷え、むくみ、排尿障害などが起こりやすい

「腎《じん》」がダメージを受けやすい体質

顔色が黄色い

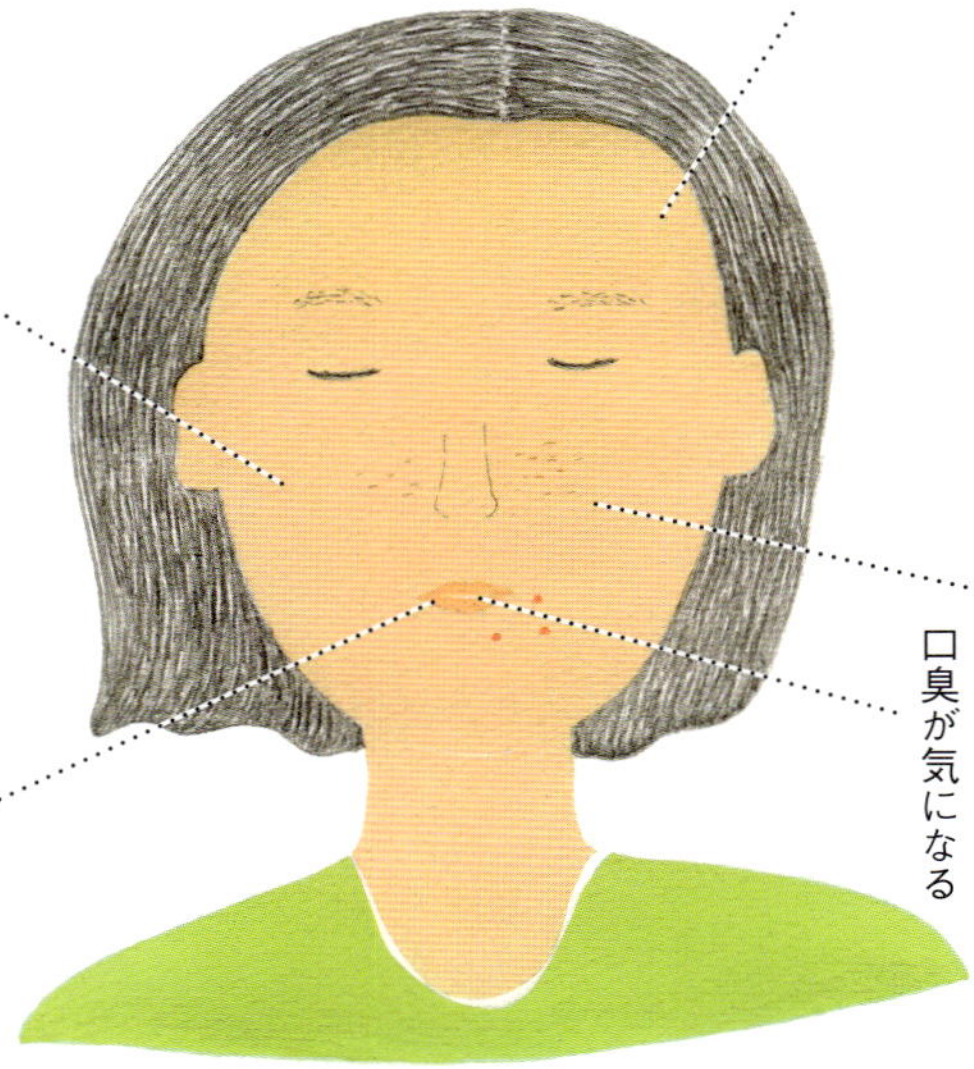
全体が黄色っぽい
むくんでいる
たるみや毛穴の開きが気になる
口臭が気になる
唇が黄色っぽい

今日のからだ

胃がお疲れの様子。栄養が十分に吸収されていません

食べすぎなどで「脾《ひ》」の消化吸収機能が落ち、からだが栄養不足かも。血をつくる栄養が足りず、血が薄くなったり、少なくなると、顔色が黄色っぽくなります。肌のたるみや毛穴の開き、むくみ、肌のカサつきも起こりやすい状態です。★からだに起こりやすい症状／貧血、冷え

今日のすごしかた

消化のよい食事で胃をいたわって

食事は、ひと口30回かんで、消化を助けましょう。胃に負担をかける揚げ物は厳禁。消化のよい食材を選んで。ストレスは大敵。楽しくすごして不安やイライラを忘れること。ツボは、胃腸に活力を与える「天枢」を押そう。

おすすめのツボ・食材

かぼちゃ、かぶ、米（おかゆ）、鮭、じゃがいも、白身魚、たまご、豆腐、白菜、バナナなど

天枢《てんすう》

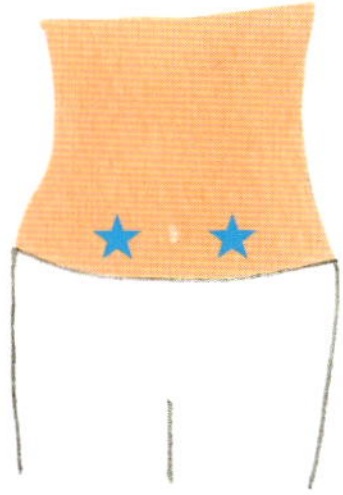

おへその左右両脇、それぞれ指三本分離れたところ。ほかに、お腹の調子をととのえる**太白**や**足三里**もおすすめ（位置はP.25）

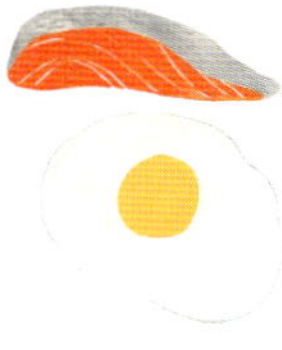

顔色が白い

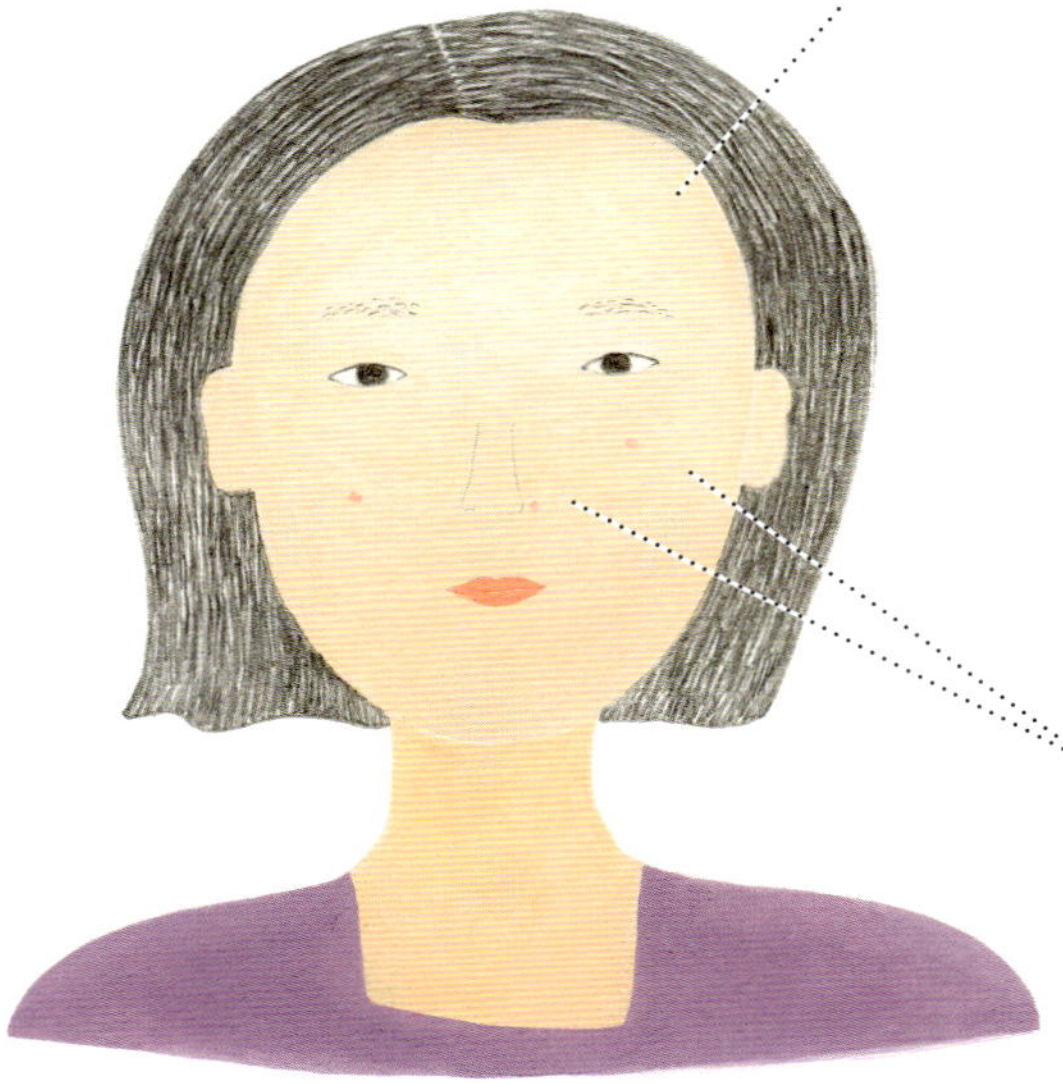
全体がカサカサして白っぽい
鼻のまわりやほおに吹き出ものがある

今日のからだ

呼吸が浅く、血のめぐりがわるくなっています

ひどく疲れていたり、姿勢がうつむきがちで、呼吸が浅くなっていませんか？　「肺《はい》」の機能が低下し、血のめぐりがわるいので、顔が白くなっています。空気の乾燥も「肺」にダメージを与えます。★からだに起こりやすい症状／冷え、腹痛、便秘、下痢

今日のすごしかた

深い呼吸を意識してすごそう

意識的に腹式呼吸をして、肺にたっぷり酸素を届けましょう。肺をうるおす白い食材を積極的にとり入れて。「太淵」は、深い呼吸をサポートしてくれるツボです。肌を保護する力も低下しているので、こまめに保湿を。

＼ おすすめのツボ・食材 ／

キャベツ、じゃがいも、白ごま、大根、玉ねぎ、梨、りんごなど

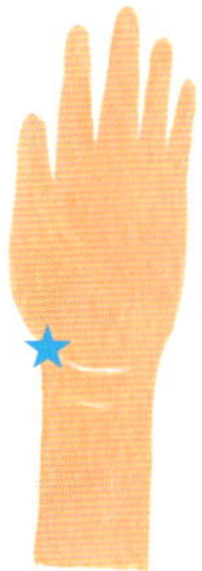
太淵《たいえん》

手首内側の横じわの親指側。脈を打っているところ。ほかに、**合谷**や**関元**も、呼吸を深くする効果があるのでおすすめ（位置はP.25）

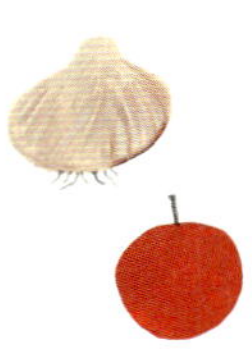

乾燥している

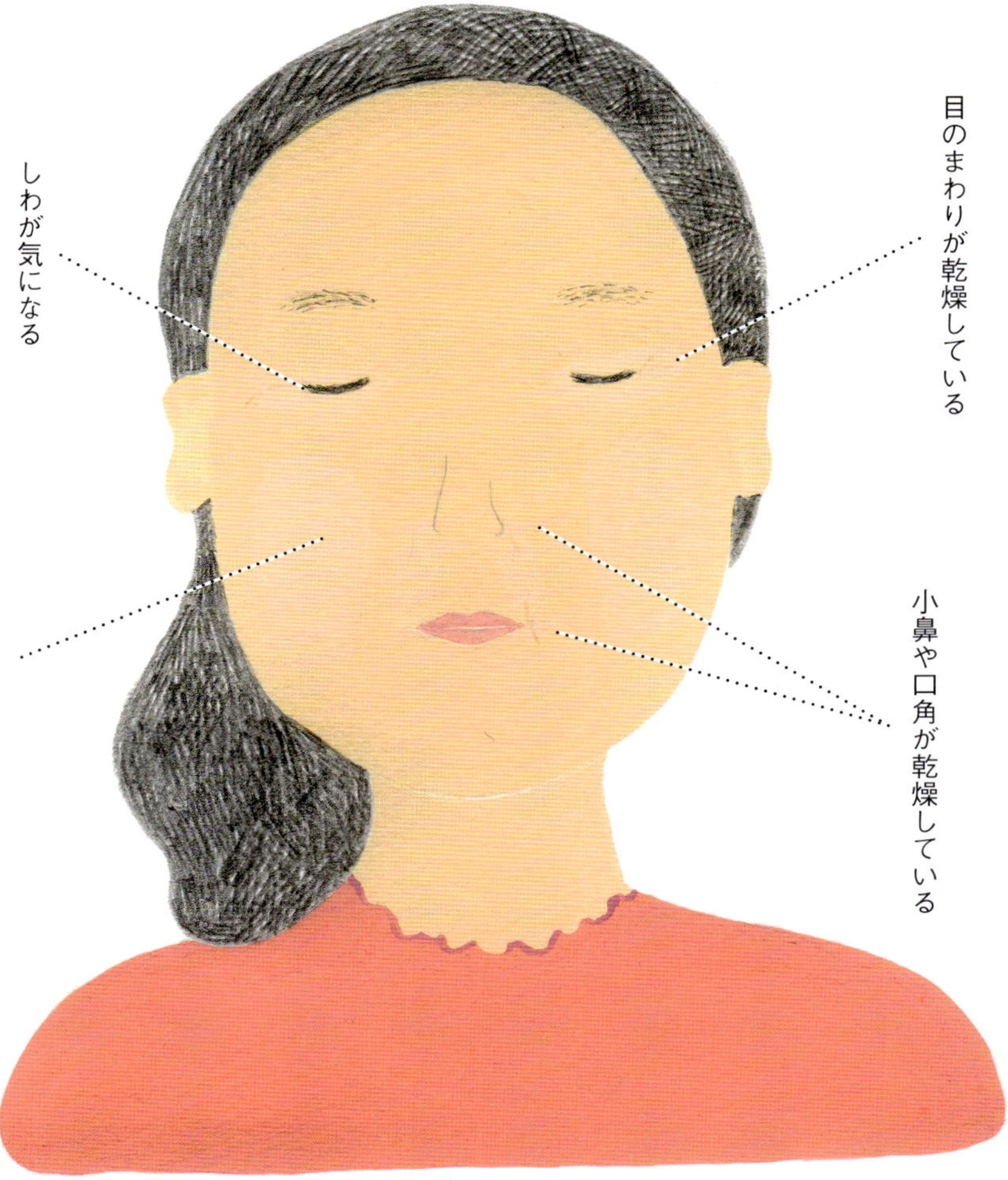
目のまわりが乾燥している
しわが気になる
ほおが乾燥している
小鼻や口角が乾燥している

今日のからだ

お肌が栄養失調。ハリを失い、しわになるかも

肌に乾燥をもたらす原因は二つ。

一つは消化器系の「脾《ひ》」が弱まり、血をつくる栄養が足りていないこと。血液中の酸素やホルモン、ミネラルが不足していると、肌が十分に養われず、乾燥してしまいます。ダイエットで食事を無理に我慢したり、偏食していませんか？　過剰なダイエットや偏食は、栄養不足や「脾」に負担をかける要因となります。

もう一つ考えられるのは、「腎《じん》」の機能低下により、水分調整がうまくいっていないこと。からだが冷えると「腎」はダメージを受けやすくなります。疲れやすくなったり、むくみを併発することも。

目のまわりやほお、口元はとくに乾燥しやすいポイント。ハリがなくなり、しわがあらわれるかも。

★からだに起こりやすい症状／貧血、疲れやすい、足のむくみ、立ちくらみ

今日のすごしかた

胃腸をいたわりながら、貧血を改善

バランスのよい食材を、よーくかんでとりましょう。とくに貧血改善に効く鉄分とビタミンが含まれるものが◎。からだを冷やさないことも大切です。食事は冷たいものを避け、お風呂にゆっくり入って、血行を促進させましょう。

胃腸機能アップのツボは、「中脘」です。

おすすめのツボ・食材

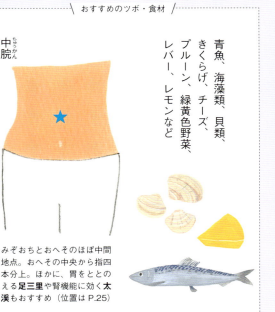

青魚、海藻類、貝類、きくらげ、チーズ、プルーン、緑黄色野菜、レバー、レモンなど

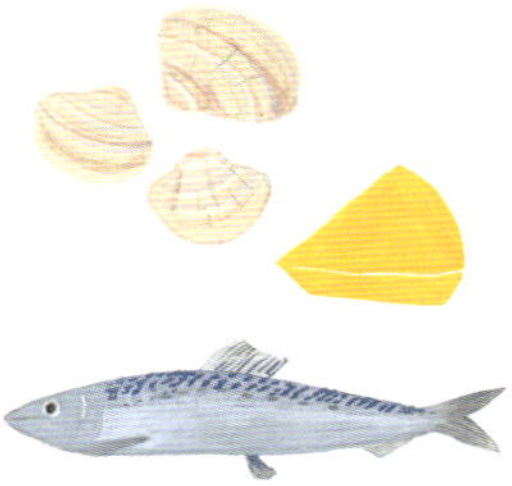

中脘《ちゅうかん》

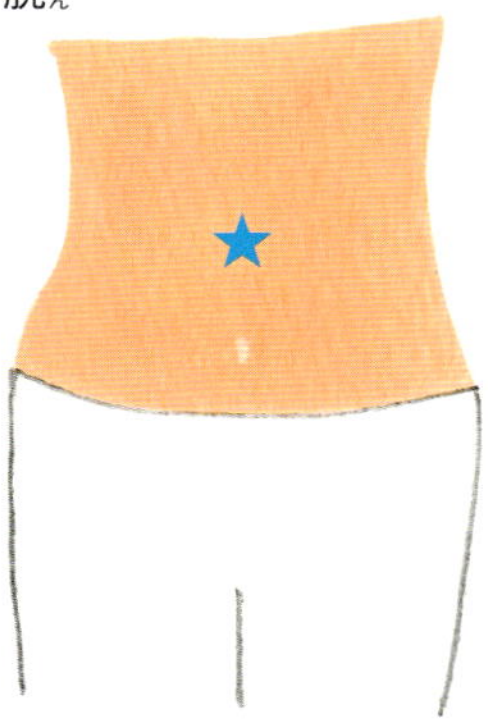

みぞおちとおへそのほぼ中間地点。おへその中央から指四本分上。ほかに、胃をととのえる**足三里**や腎機能に効く**太渓**もおすすめ（位置はP.25）

吹き出ものがある

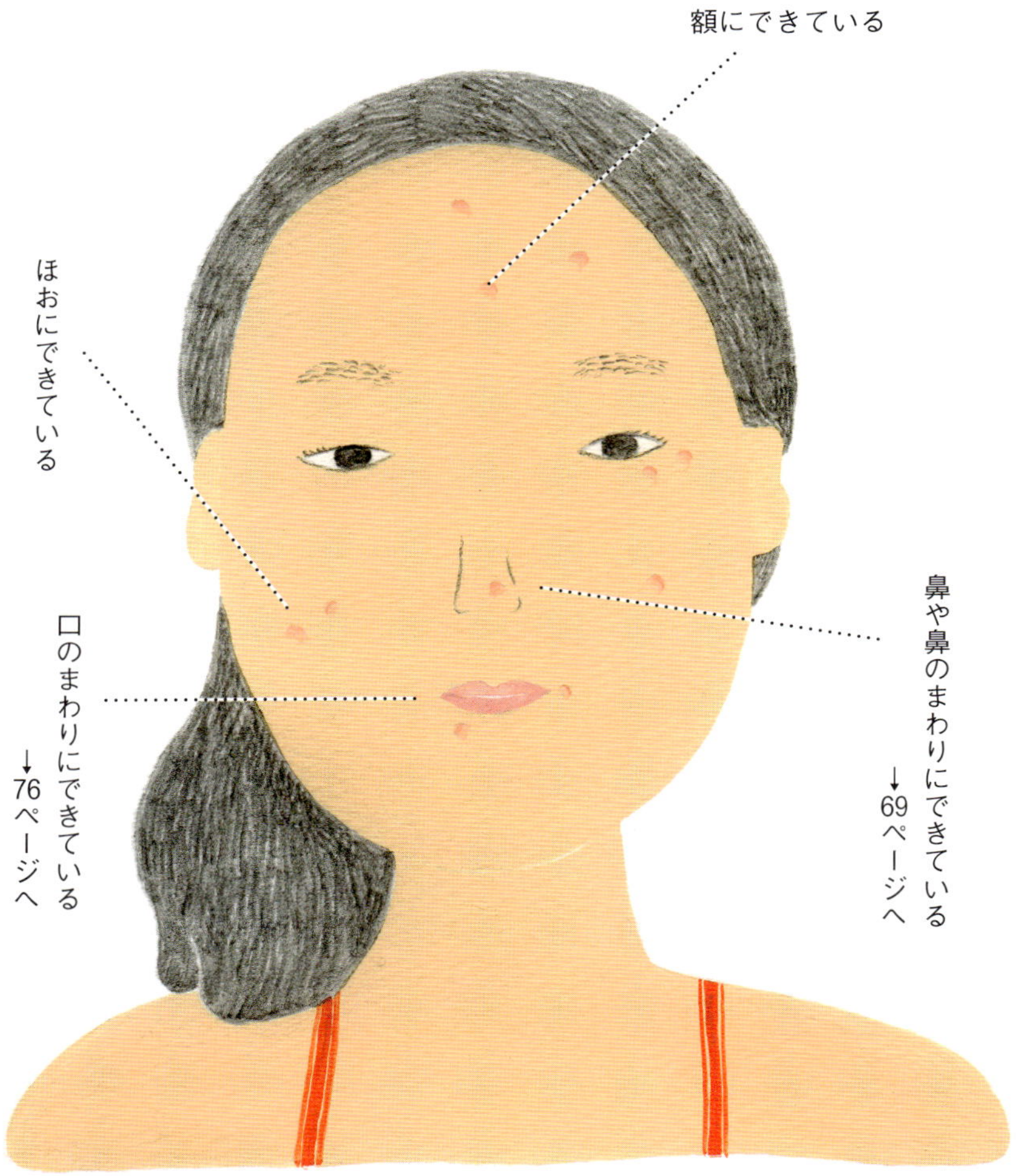
額にできている
ほおにできている
鼻や鼻のまわりにできている
↓69ページへ
口のまわりにできている
↓76ページへ

今日のからだ

からだの中で余分な熱が発生中。肌には老廃物がたまっています

働きすぎたり、ダメージを受けてバランスを崩した「臓」は、発熱します。その熱が、頭のほうへ上昇し、皮脂や老廃物と結びつき、吹き出ものになるのです。

額にできているとき
「心《しん》」が働きすぎです。からだがひどくくたびれていたり、貧血ぎみだったり血圧が上がっているのかも。

左ほおにできているとき
「肝《かん》」の機能が落ちているサイン。過剰なストレス（怒り）や刺激物（辛いもの）のとりすぎ、アルコールの飲みすぎが考えられます。

右ほおにできているとき
「肺《はい》」がダメージを受けています。空気の乾燥や喫煙、薄着や冷房による冷えなどが原因かも。

★からだに起こりやすい症状／汗が出にくい、冷え、のぼせ、頭痛、のどの痛み、肩や背中のコリ、咳

今日のすごしかた

葉もの野菜とツボ押しで、熱をとりましょう

葉もの野菜には、からだの中の熱を冷ます効果があります。旬のものを積極的にとってください。顔の熱をとり、肌の炎症をしずめるツボ「曲池」を押すと、治りが早くなりますよ。睡眠も大事。今晩は必ず、午後10時から深夜2時の時間帯はぐっすり眠っているようにしましょう。

おすすめのツボ・食材

曲池《きょくち》

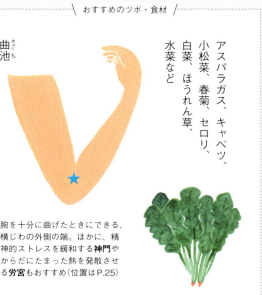

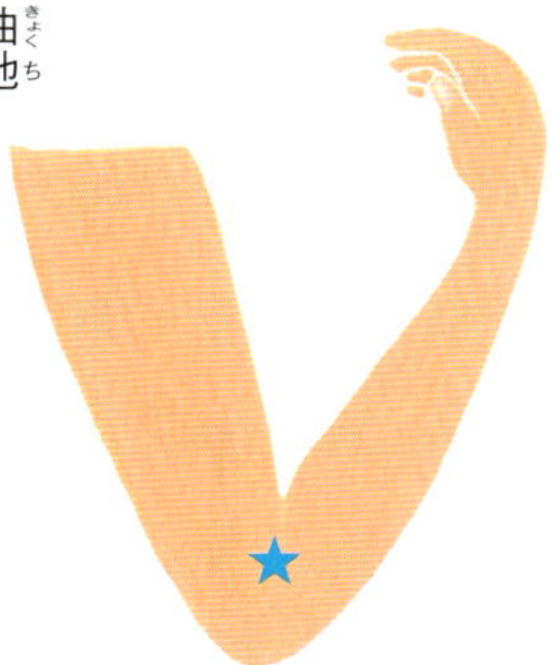

腕を十分に曲げたときにできる、横じわの外側の端。ほかに、精神的ストレスを緩和する**神門**やからだにたまった熱を発散させる**労宮**もおすすめ（位置はP.25）

アスパラガス、キャベツ、小松菜、春菊、セロリ、白菜、ほうれん草、水菜など

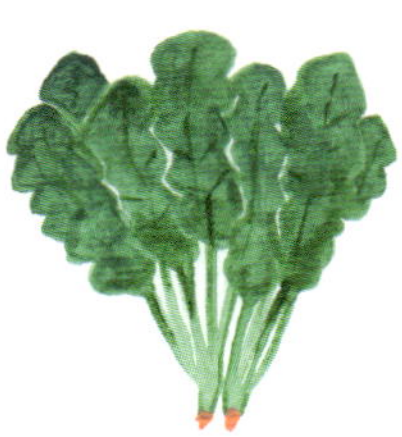

毛穴が目立つ

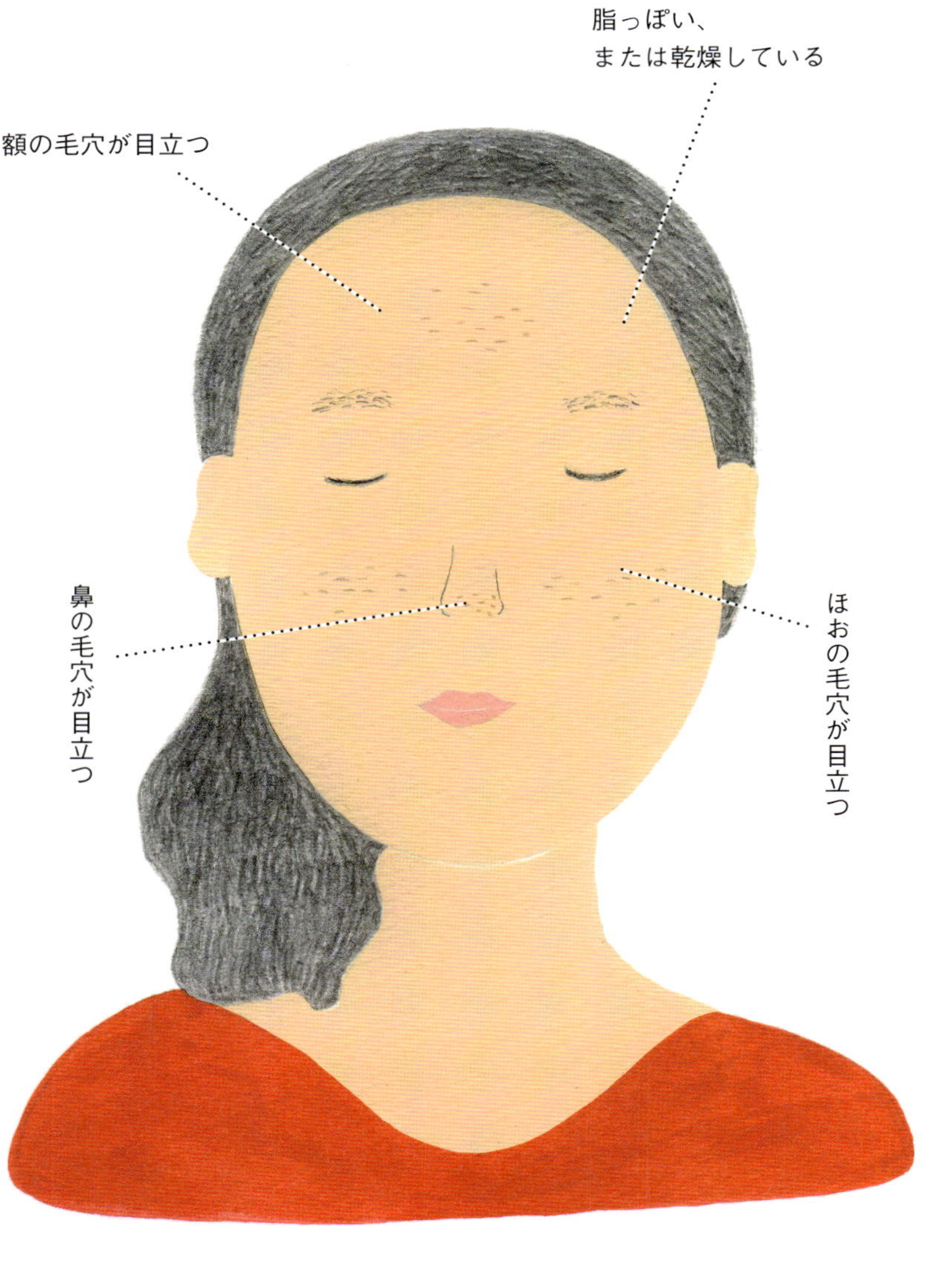

今日のからだ

お疲れの様子。お肌のバリア機能が低下しています

皮膚を保護する力は、「脾《ひ》」で吸収する食べものの栄養で養われ、「肺《はい》」がコントロールします。この力が低下すると、皮脂と水分のバランスが崩れ、乾燥したり、水分過多になるため、毛穴が開いてしまいます。発汗調整機能も低下します。

疲労や食欲不振で「脾」の働きが弱っていると、からだに吸収される栄養が足りず、皮膚を保護する力を十分につくれません。「脾」が元気でも、「肺」が弱っていると、その力をちゃんと発揮できません。

外気温度や乾燥、湿度からからだを守る力が弱っている状態なので、薄着や冷房で皮膚が冷えると、「肺」の力がさらに落ち、症状悪化の可能性も。

また、辛いものの食べすぎも、毛穴が開く原因になります。発汗で、毛穴が開きっぱなしになるからです。

★からだに起こりやすい症状／下痢、便秘

今日のすごしかた

栄養と酸素をたっぷりとって

深呼吸やツボ押しで、肺にたくさんの酸素を入れましょう。深呼吸は、息を吐ききることを意識すると、うまくできます。ツボは、「太淵」が効きます。

バランスのよい食事で、栄養もたっぷり補給して。肌にそっと触れる「手あて」（50ページ）もおすすめ。皮膚の細胞が活性化します。

おすすめのツボ・食材

海藻類、魚類、たまご、肉類、乳製品、緑黄食野菜など

太淵《たいえん》

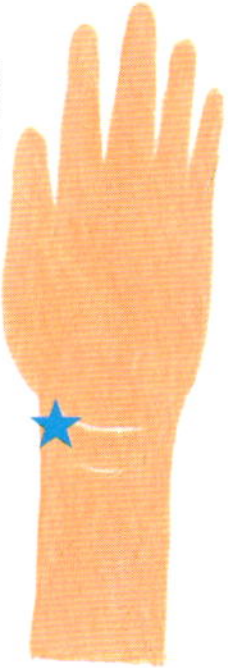

手首の内側の横じわの親指側。脈を打っているところ。ほかに、代謝・抵抗力アップ、美肌効果などがあり、万能ツボと呼ばれる**合谷**や、消化機能を改善する**中脘**もおすすめ（位置はP.25）

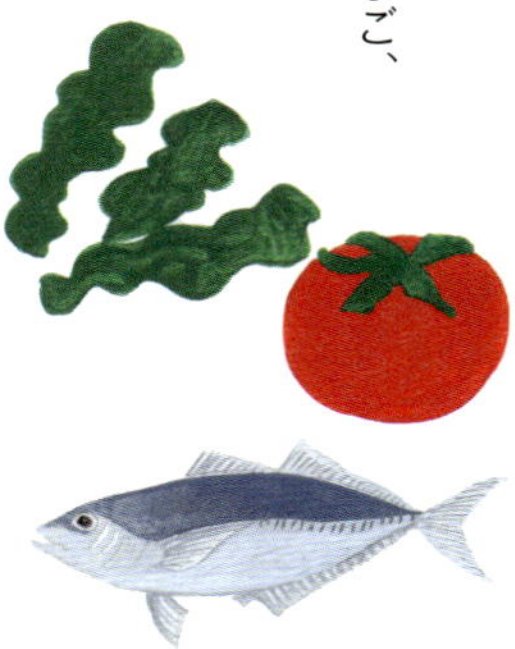

肌にそっと触れる「手あて」で うるおいセンサーON！

肌にうるおいをもたらすとっておきの方法があります。両手をこすり合わせて、よくあたためてから、自分の顔にそっと触れるだけ！　肌は手のぬくもりを感じとり、みずから「うるおい」肌になろうと活性化するのです。

私たちの皮膚は、表皮ともよばれる「ケラチノサイト」（角化細胞）でおおわれています。これまで、温度を感じるのはケラチノサイトの下に潜り込んでいる皮膚の神経だと考えられていたのですが、最近では、このケラチノサイトも温度を感じ、さらに、私たちが〝あたたかい〟と感じはじめる30度を超えると大きく反応することがわかってきました。あたためた手のぬくもりを、皮膚の神経だけでなく、ケラチノサイトそのものも感じているのです。また、肌にやさしく触れて「なでる」などして、皮膚を心地よく刺激すると、その刺激によって皮膚の細胞が活性化し、皮膚が「いい状態」をつくろうとすることもわかってきました。

あたためた手で顔を包み込むようにして、口、鼻、顔の中心から外側に向けて、やさしく圧をかけながらなでます。１分間に５回くらいが目安です。必ず清潔な手でおこないましょう。肌にしっとりとしたうるおいが生まれてきますよ。

脂っぽい

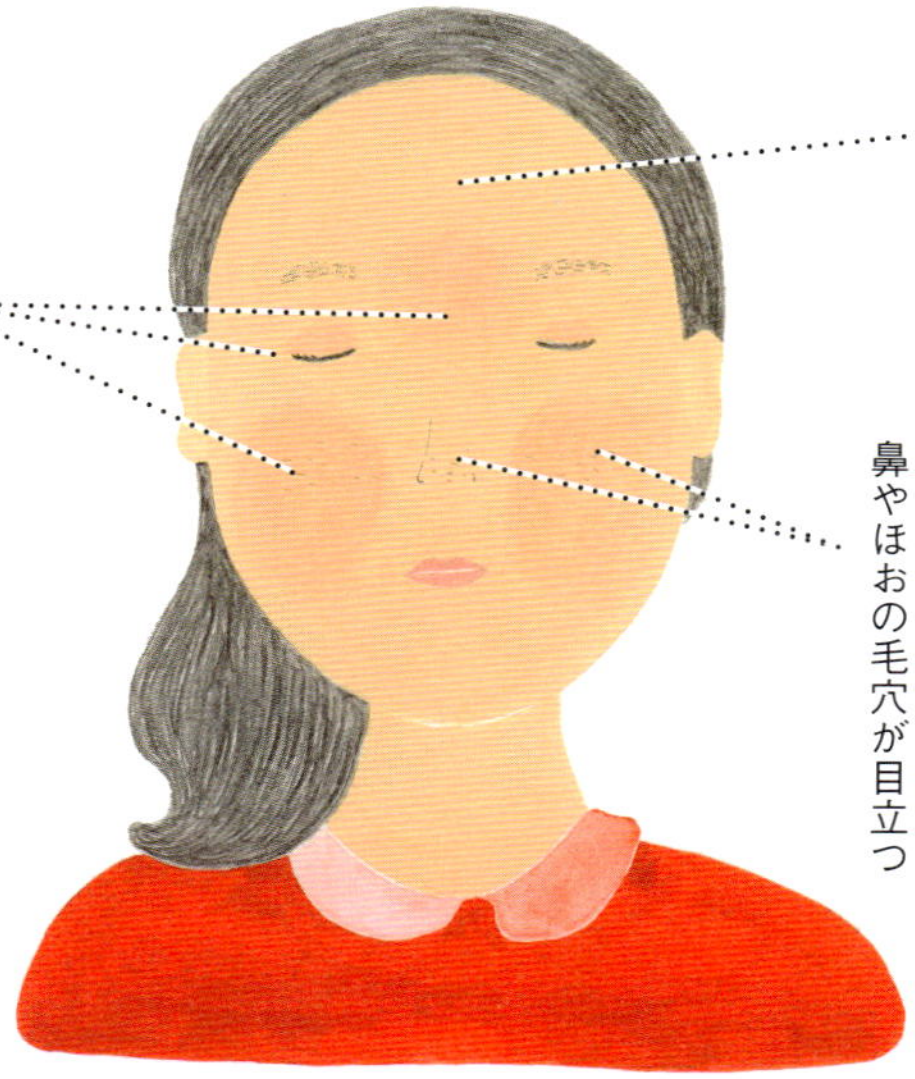
額、鼻すじ、鼻のTゾーンが脂っぽく、テカテカする
鼻やほおの毛穴が目立つ
肌が黒ずんでいる
むくんでいる
くすんでいる

今日のからだ

食べすぎかも。皮脂が余分に排出されています

「脾《ひ》」の消化活動が追いつかず、過剰なエネルギーが皮脂として排出しています。毛穴のゆるみやむくみを併発しがち。さらに「腎《じん》」の力も落ちていると、肌の皮脂や老廃物が増えるので、それらが酸化して黒ずみとくすみも出ます。★からだに起こりやすい症状／過食、便秘

今日のすごしかた

よくかんで、腹八分目でストップ！

塩分や油が多い外食は控えましょう。お肉も×。消化のよいものをよくかんで食べること。就寝の3時間前には食事をすませて。「太白」は、消化をサポートしてくれるツボ。お風呂で汗をかけば、顔の脂もおとせます。

おすすめのツボ・食材

かぼちゃ、かぶ、米（おかゆ）、鮭、じゃがいも、白身魚、たまご、豆腐、白菜、バナナなど

太白《たいはく》

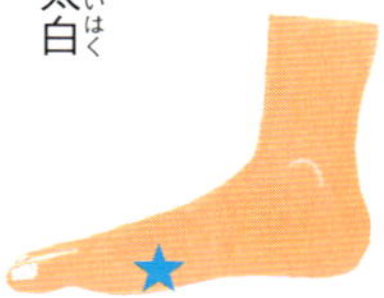

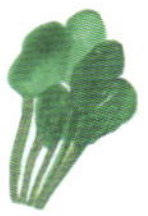

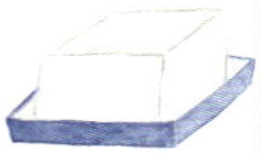

足の側面、親指の付け根。出っ張った骨のすぐ下のくぼんでいるところ。ほかに、**中脘**や**足三里**も胃の調子をととのえるのでおすすめ（位置はP.25）

くすんでいる

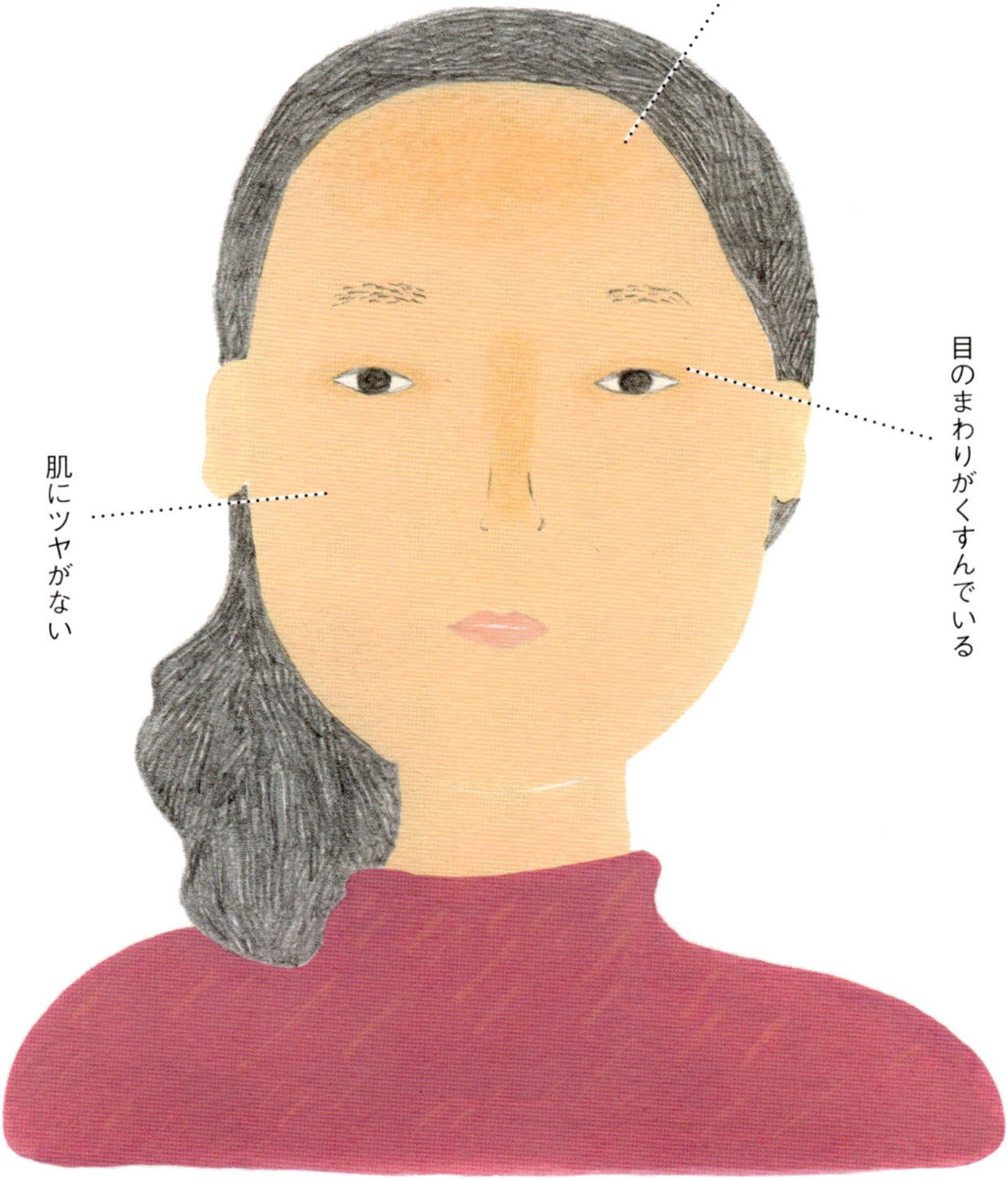
全体が黒っぽくくすんでいる、
または、黄色っぽくくすんでいる
目のまわりがくすんでいる
肌にツヤがない

今日のからだ

肌のターンオーバーが乱れているか、良質な血がつくられていません

黒っぽくくすんでいるとき

「腎《じん》」の働きが弱っていることが考えられます。肌が新しい細胞へと生まれ変わる、ターンオーバーのサイクルが乱れて、古い角質がたまり、くすみにつながるのです。冷えや疲労、塩分のとりすぎが、「腎」にダメージを与えてしまったのかもしれません。

黄色っぽくくすんでいるとき

不規則な食事、猫背などの胃を圧迫する不自然な姿勢などが原因で、「脾《ひ》」の消化吸収力が低下しているようです。栄養が十分に吸収されないと、適量で良質な血はつくられません。血が少ない、またはドロドロとよどんで、栄養が皮膚まで届いていないのでしょう。

★からだに起こりやすい症状／冷え、疲労感

今日のすごしかた

休養と血行促進を意識した一日を

〝何もしない時間〟をつくり、からだに休養を。PC作業など、同じ姿勢をつづけなければならないときは、こまめにからだをねじって血行を促して。足元が冷えていたら、足湯であたためましょう。塩分は控え、良質な血をつくる食事を意識して。ツボ押しは「三陰交」を。血流がアップします。

おすすめのツボ・食材

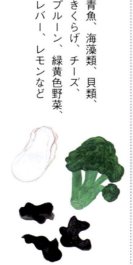

青魚、海藻類、貝類、きくらげ、チーズ、プルーン、緑黄色野菜、レバー、レモンなど

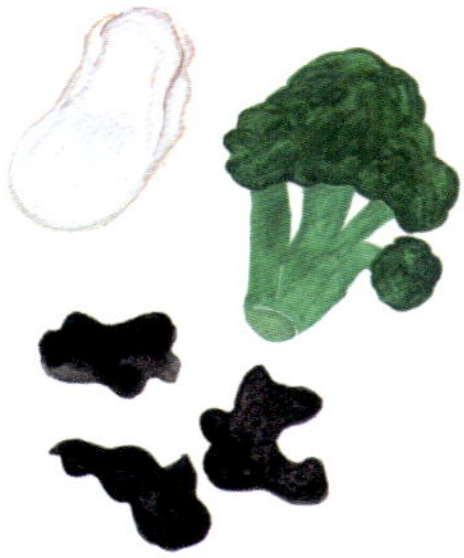

三陰交《さんいんこう》

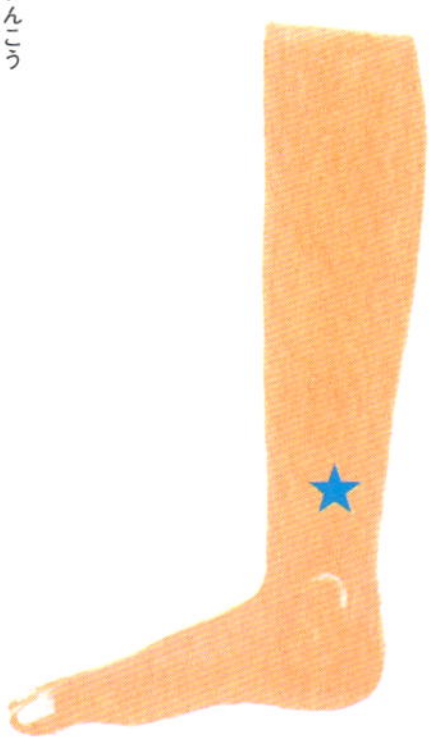

内くるぶしの中心から、指四本分上がったところ。ほかに造血を助ける**足三里**や、よく食べ、よく眠れるようになる**関元**もおすすめ（位置は P.25）

むくんでいる

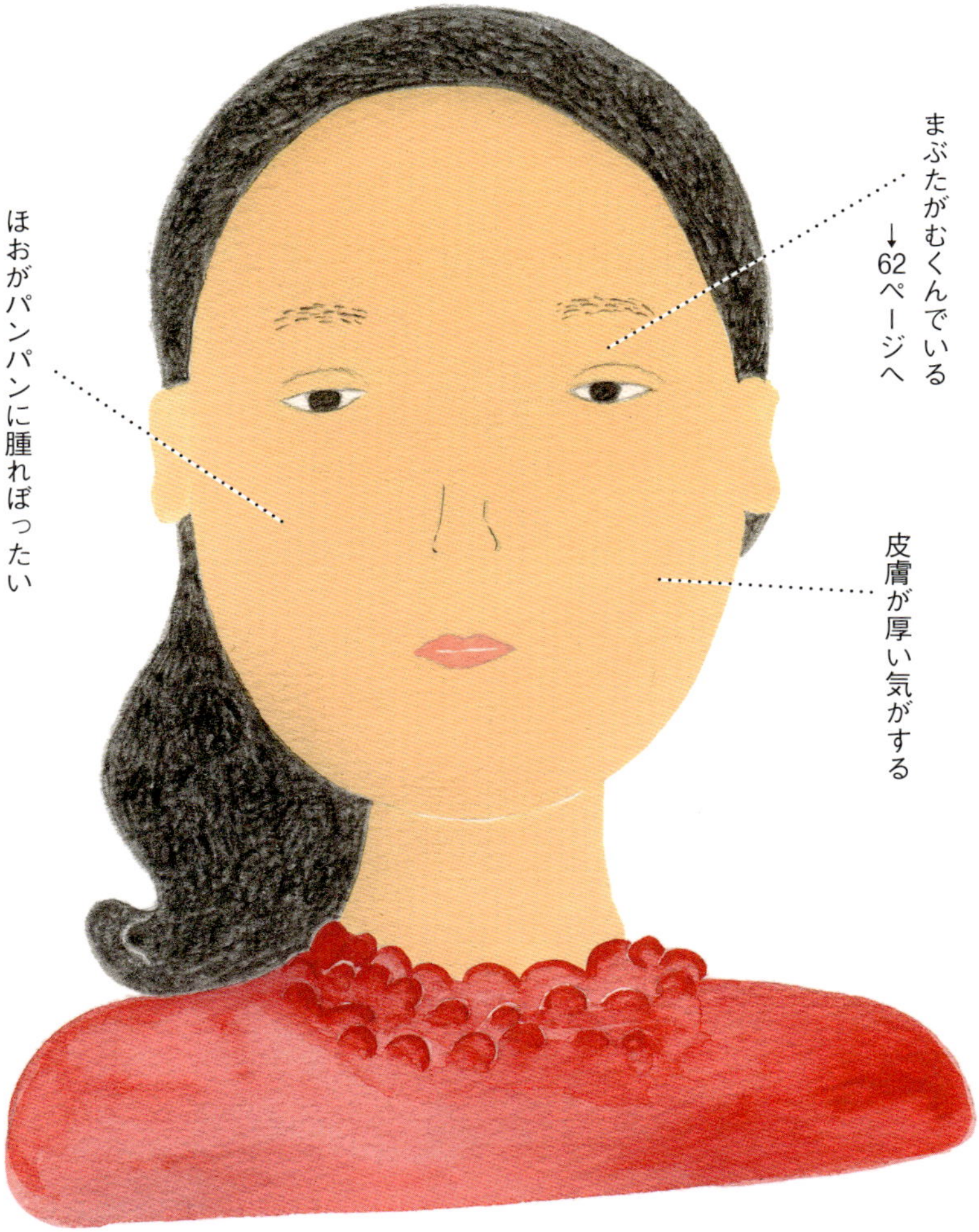
ほおがパンパンに腫れぼったい
まぶたがむくんでいる
↓62ページへ
皮膚が厚い気がする

肌
むくんでいる

今日のからだ

水分のとりすぎ。からだに余分な水分がたまっています

水分のとりすぎで消化器系の「脾《ひ》」がダメージを受け、水はけがわるくなっています。胃にたまった余分な水分が、むくみの原因です。この場合、食欲不振や下痢などの症状も起こしやすくなっているので要注意。

ほかに、「心《しん》」に負担がかかり、血液を全身に送り出す力が弱っている可能性もあります。血液は、水分も運んでいます。血流がとどこおり、水分のめぐりがわるくなると、むくみにつながるのです。

お酒を飲みすぎた日の翌日のむくみは、過剰な水分を消化した胃腸の疲れと、アルコールと冷たいもののとりすぎでからだが冷え、血流がわるくなるのが原因です。

★からだに起こりやすい症状／手足のむくみ、冷え、食欲不振、下痢

今日のすごしかた

血液循環をよくし、胃腸の回復を

血液循環を助けるには、ふくらはぎのマッサージがおすすめ。ふくらはぎの筋肉は、ポンプのように血流を助けています。よーくもみましょう。

食事は、からだを冷やさないように、山椒やしょうがなど香辛料を使ってあたたかく調理したものを。水分代謝をよくするツボ「湧泉」を押そう。

おすすめのツボ・食材

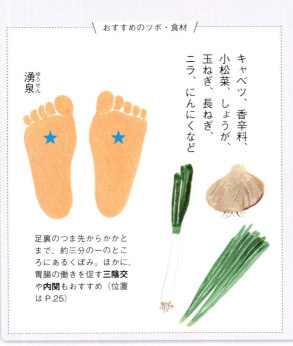

キャベツ、香辛料、小松菜、しょうが、玉ねぎ、長ねぎ、ニラ、にんにくなど

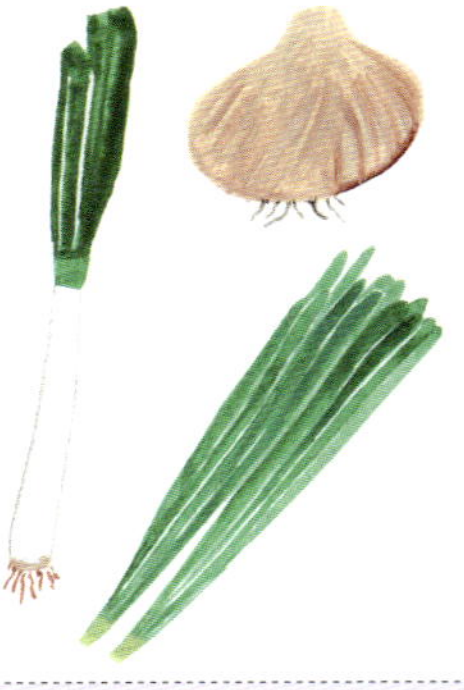

湧泉《ゆうせん》

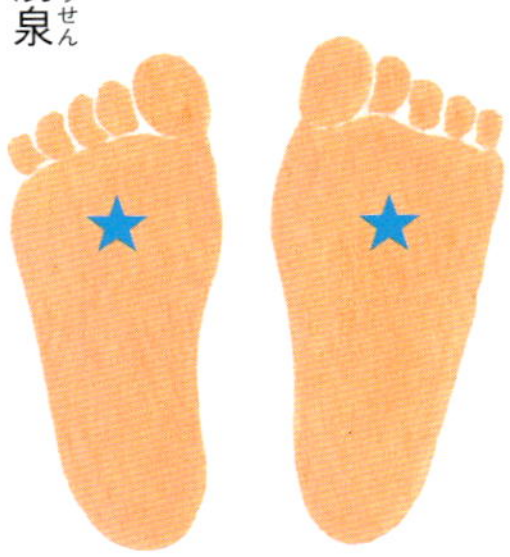

足裏のつま先からかかとまで、約三分の一のところにあるくぼみ。ほかに、胃腸の働きを促す**三陰交**や**内関**もおすすめ（位置は P.25）

ハリがない

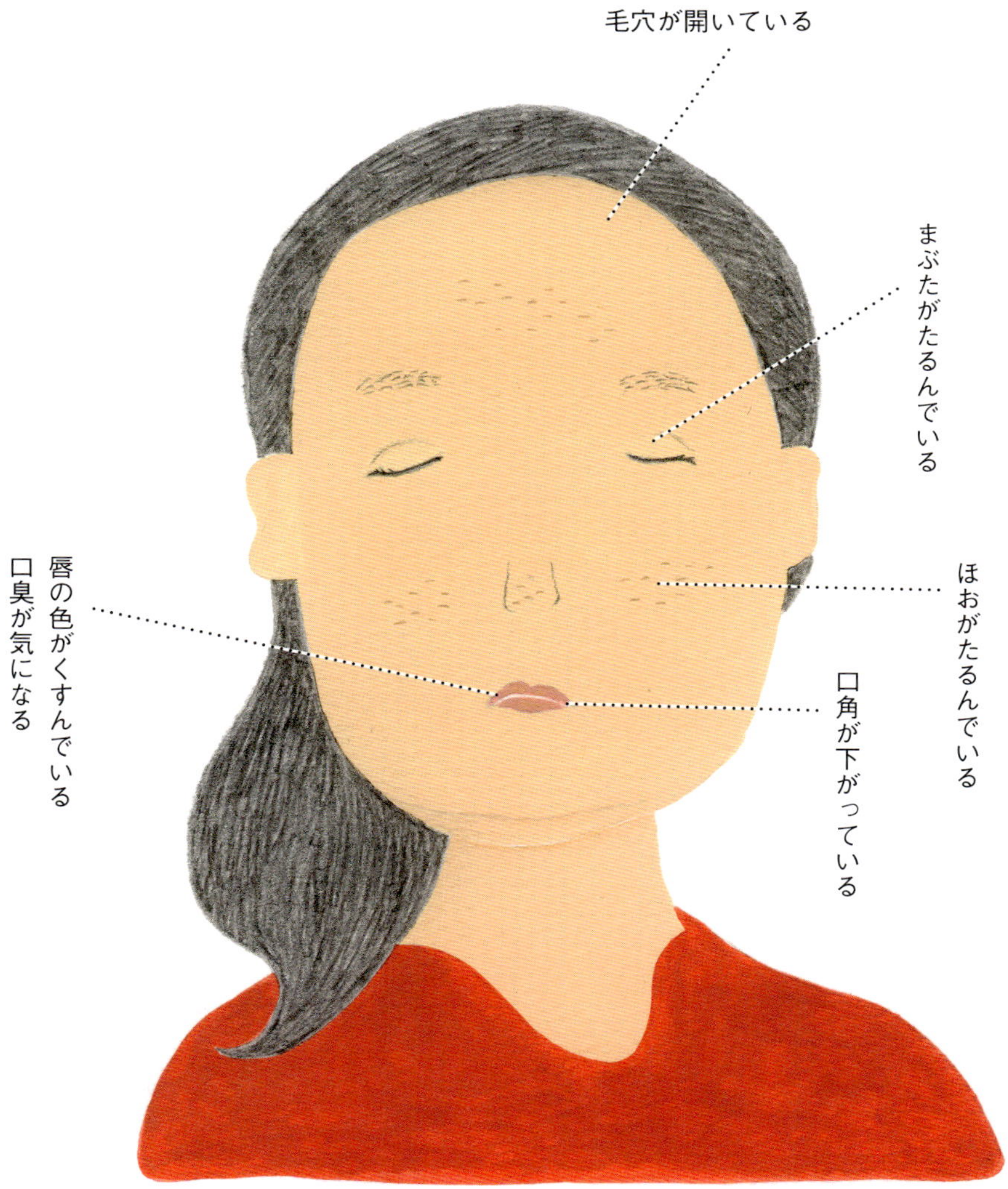
毛穴が開いている
まぶたがたるんでいる
ほおがたるんでいる
口角が下がっている
唇の色がくすんでいる
口臭が気になる

今日のからだ

栄養不足や水分代謝の乱れで、お肌を支える力が弱っています

原因は、二つ考えられます。

一つは、食べすぎなどで「脾《ひ》」がダメージを受けて、消化吸収力が低下していること。栄養が十分に吸収できなくなっています。栄養が皮膚に十分に補給されないと、ハリがなくなり、たるんでしまうのです。油ものと糖分のとりすぎは、とくにお肌のハリを失わせます。生クリームを使ったケーキなど、食べすぎていませんか？

もう一つは、水分コントロールをおこなう「腎《じん》」のパワーダウン。「腎」が弱っていると、肌の水分代謝も乱れ、ハリがなくなります。昨日と比べて、あきらかにハリがなくなった、と感じるときは、睡眠不足や疲れによる「腎」の機能低下を疑いましょう。

★からだに起こりやすい症状／胃もたれ、食欲不振

今日のすごしかた

今日から気長に胃腸強化を！

一日では改善しません。消化とバランスのよい食事をつづけましょう。極端に熱いもの、冷たいものは×。ツボは「太白」を押して、徹底的に胃腸を強化。

さらに首や肩のコリをほぐして血行を促し、顔への栄養運搬をサポート。笑顔を意識して、表情筋を鍛えるのも◎。疲れを感じたら早めに休んで。

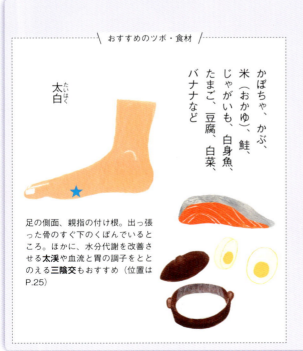

おすすめのツボ・食材

かぼちゃ、かぶ、米（おかゆ）、鮭、じゃがいも、白身魚、たまご、豆腐、白菜、バナナなど

太白《たいはく》

足の側面、親指の付け根。出っ張った骨のすぐ下のくぼんでいるところ。ほかに、水分代謝を改善させる**太渓**や血流と胃の調子をととのえる**三陰交**もおすすめ（位置はP.25）

舌ぐるぐる体操で顔のコリを改善しよう

人に気をつかう、仕事で緊張する、長時間パソコンやスマートフォンの画面を見つづける……。日常生活の中には、私たちの顔が「こわばる」場面がたくさんあります。大事な会議のあと、顔が固まったようにかたく感じられることはありませんか？

顔のこわばりは、筋肉を疲労させ、コリを生みます。放っておくと、コリがどんどん進行して、筋肉がかたくなり、表情が乏しくなってしまいます。

そこで、かんたんに顔のコリをほぐす方法をご紹介します。口の中で、

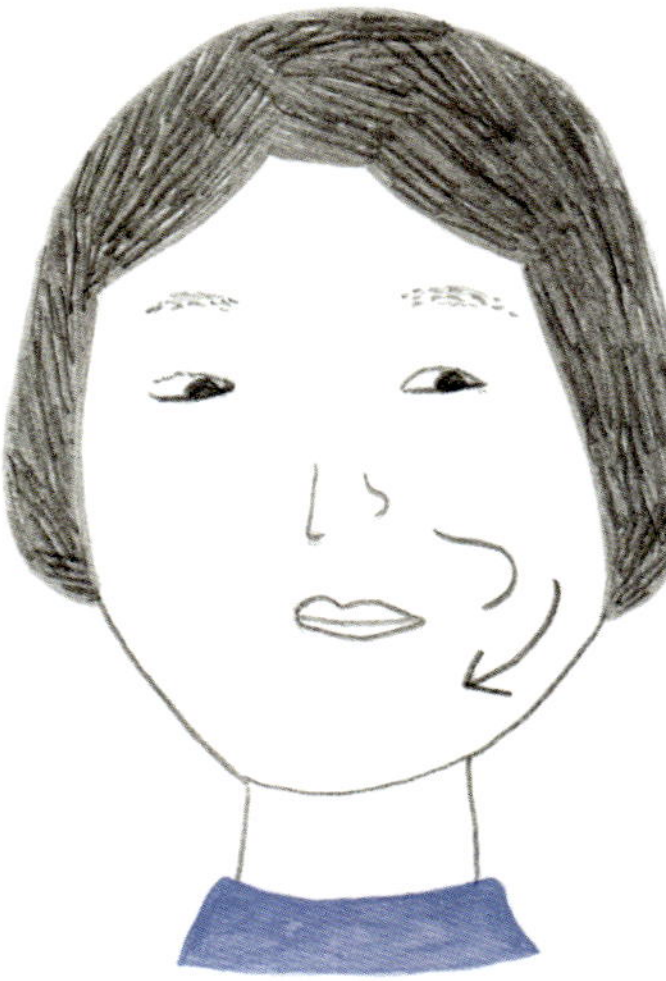

①舌をめいっぱい伸ばして、ほおの裏を押しのばす。

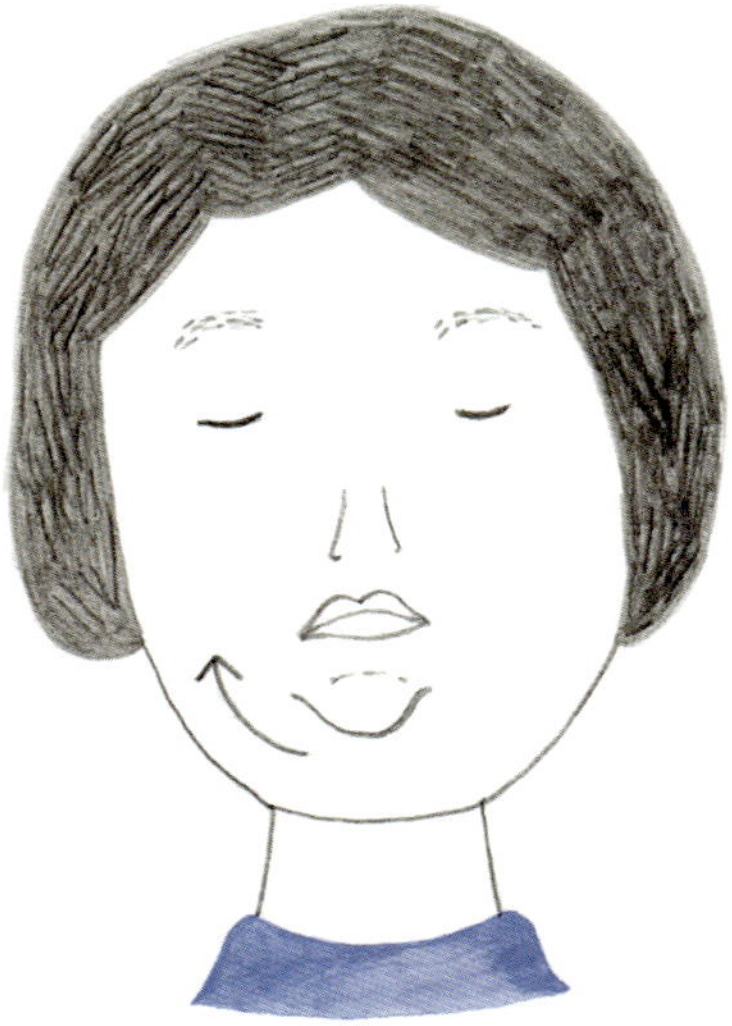

②舌を伸ばしたまま、下唇の裏をなぞるようにまわす。

舌をぐるぐると大きくまわしてみましょう。……きっと、想像以上にキツイはずです。それだけ、ふだん動かしていない筋肉があるのです。
舌を動かして、顔のこわばりをほぐせば、とどこおっていた顔の血流がスムーズになり、表情も生き生きと、血色も明るくなるでしょう。

舌を10回くらいまわすと、口元がだるくなってきますが、無理のない範囲でがんばってまわしましょう。目標は左右30回ずつです。

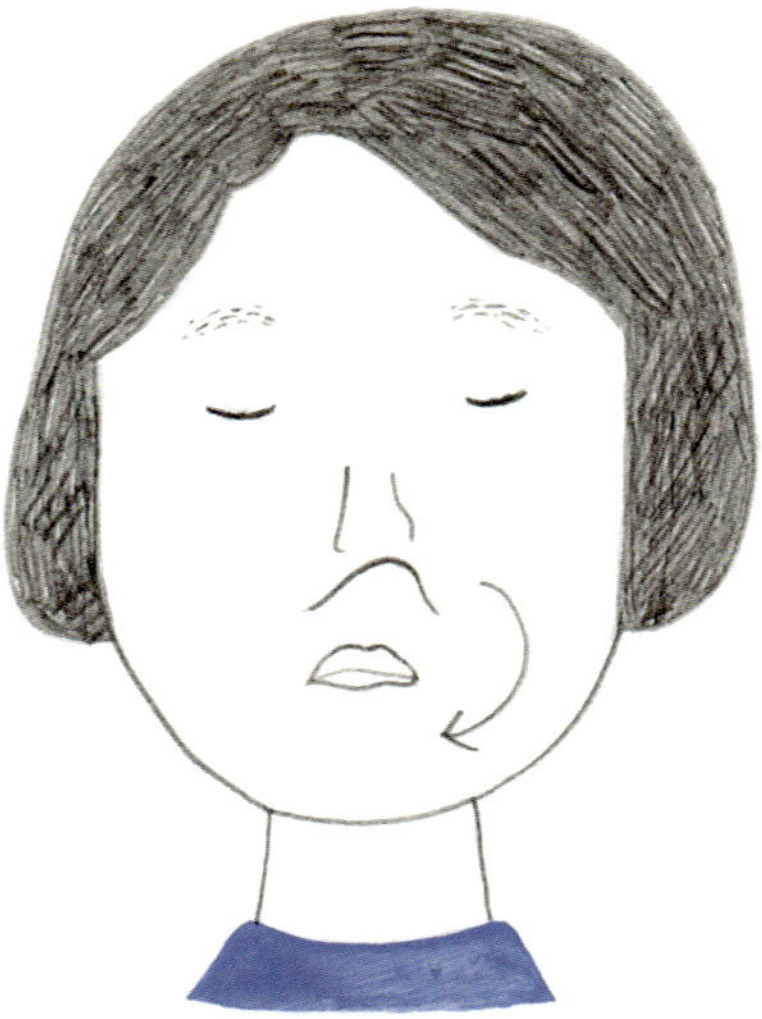

④舌を伸ばしたまま、上唇の裏をなぞるようにまわす。①～④をくり返す。

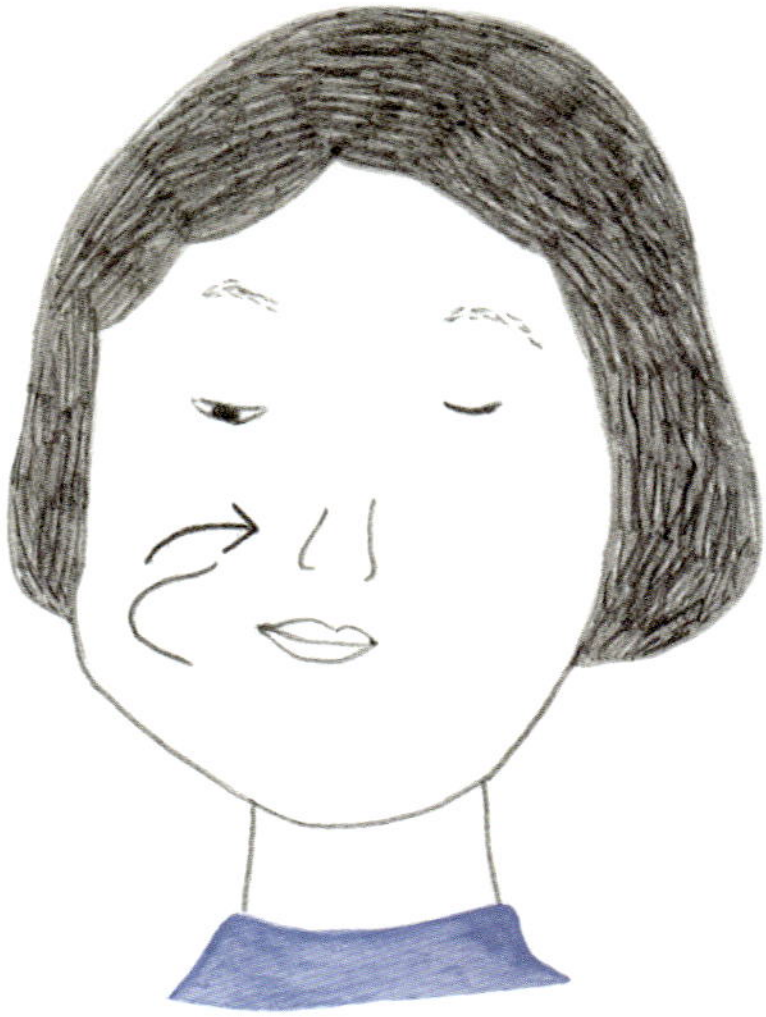

③反対側のほおの裏も同じように、押しのばす。

クマがある

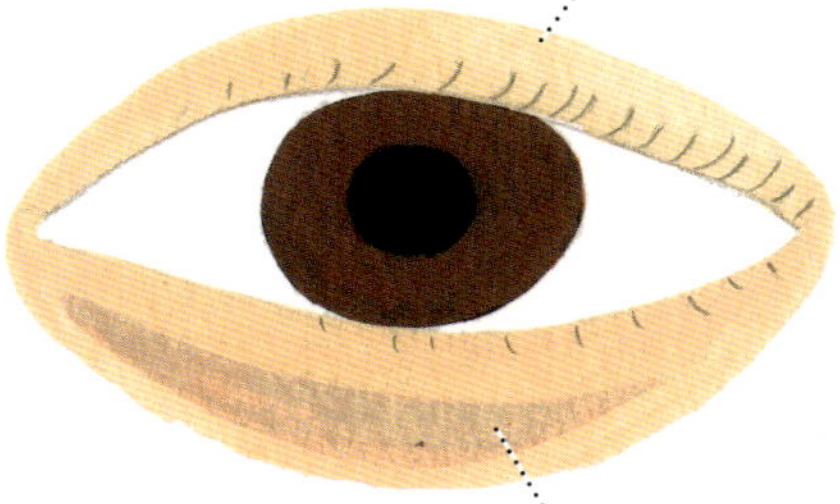

目のまわりにハリがない
目の下にクマがある

今日のからだ

新陳代謝が低下し、血行がとどこおっています

疲労で「腎《じん》」の働きが弱っています。からだの新陳代謝がスムーズにおこなわれず、血行が停滞。目の下の皮膚は薄いので、流れのわるい静脈血が透けて見えているのです。泌尿器系や生殖器系に不調が出てくる可能性も。★からだに起こりやすい症状／月経の乱れ、冷え、頻尿

今日のすごしかた

食事と体操で血行促進を

からだをあたためる食事と、肩まわし（78ページ）で血行促進を。腎機能アップのツボ「太渓」を押そう。夜ふかしは絶対NG。休養をたっぷりとって。気持ちは元気でも、からだは思っているよりずっと疲れています。

おすすめのツボ・食材

キャベツ、香辛料、小松菜、しょうが、玉ねぎ、長ねぎ、ニラ、にんにくなど

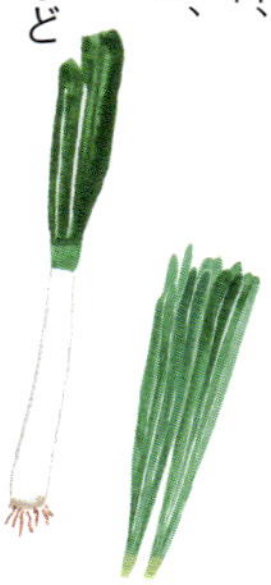

太渓《たいけい》

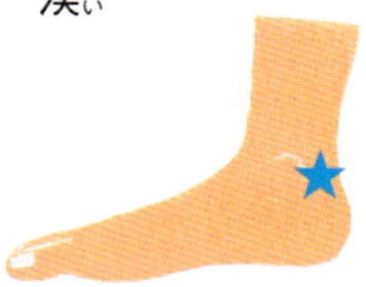

内くるぶしとアキレス腱の間のくぼんだところ。ほかにホルモンバランスをととのえる**三陰交**や**湧泉**もおすすめ（位置はP.25）

下まぶたの裏が白い

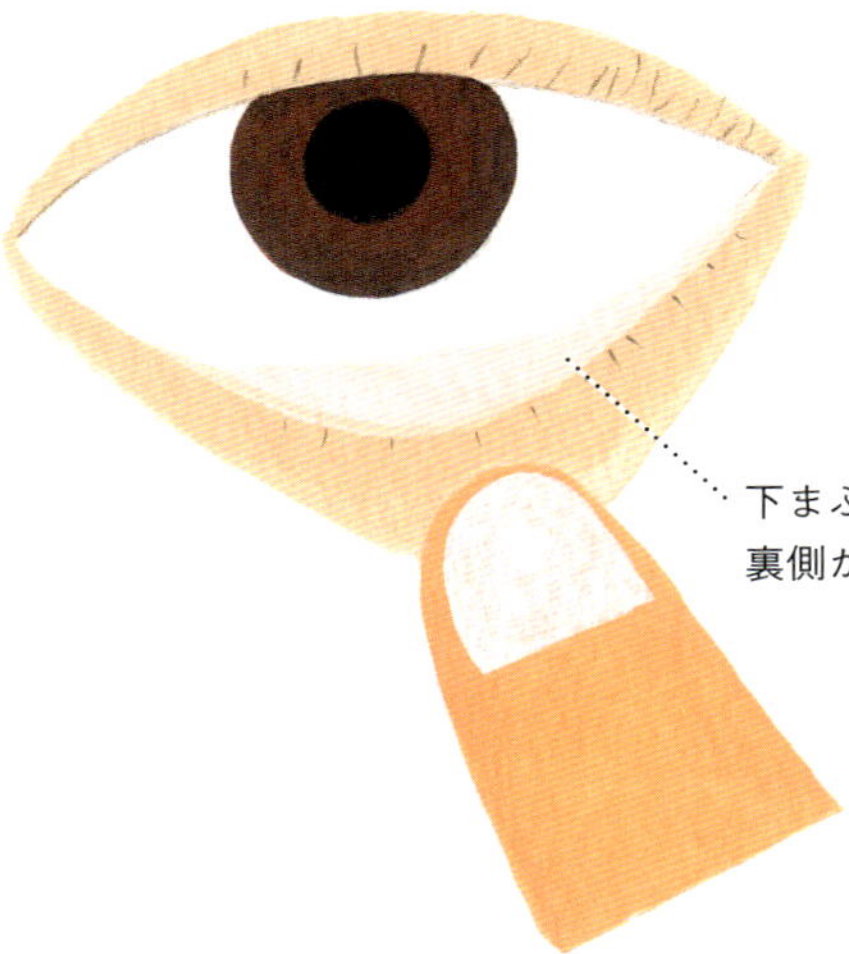

今日のからだ

栄養不足で貧血ぎみです

「脾《ひ》」の栄養吸収力の低下、あるいは偏食で、血液を養う栄養が不足しています。貧血ぎみだと、毛細血管が集まる下まぶたの裏側が白くなります。血液を貯蔵して血量をコントロールする「肝《かん》」も弱りぎみかも。

★からだに起こりやすい症状／めまい、動悸、立ちくらみ

今日のすごしかた

鉄分を効率よくチャージ！

栄養バランスのよい食材を、たくさん食べましょう。とくに鉄分と、その吸収を助けるビタミンCやたんぱく質は積極的に摂取して。胃の調子をととのえるツボ「太白」を押しましょう。ストレス解消も大切です。

おすすめのツボ・食材

青魚、海藻類、貝類、きくらげ、チーズ、プルーン、緑黄色野菜、レバー、レモンなど

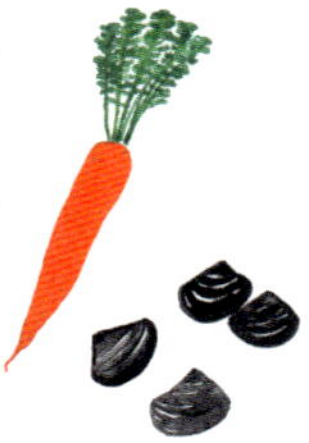

太白《たいはく》

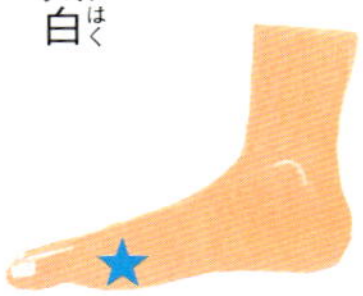

足の側面、親指の付け根。出っ張った骨のすぐ下のくぼんでいるところ。ほかに、血液循環を助ける**内関**や肝機能をアップさせる**太渓**もおすすめ（位置はP.25）

まぶたがむくんでいる

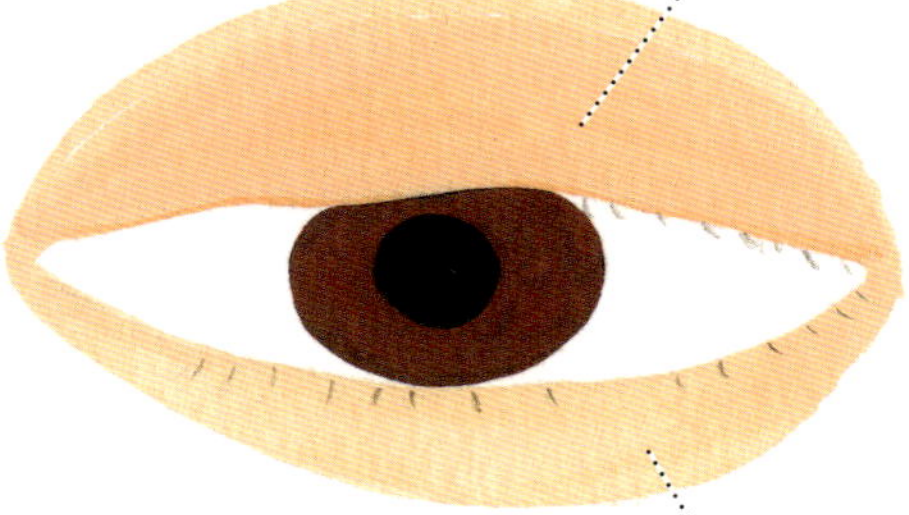

今日のからだ

水分代謝がダウン。まぶたに余分な水分がたまっています

「腎《じん》」の水分代謝力がおとろえ、からだに余分な水分がたまっています。むくみは「腎」のおとろえとともに、足からからだを上昇していきます。まぶたのむくみは「腎」がかなり弱っているサイン。塩分、脂質のとりすぎ、冷えが原因でしょう。★からだに起こりやすい症状／冷え、頻尿

今日のすごしかた

からだをあたため、代謝を上げよう

足湯で汗をかいたり、からだをあたためる効果のある食材を積極的に食べましょう。通勤途中の駅では階段を使って。下半身の筋力がアップし、代謝も上がります。老廃物を排出しやすくするツボ「太渓」が効きます。

おすすめのツボ・食材

キャベツ、香辛料、小松菜、しょうが、玉ねぎ、長ねぎ、ニラ、にんにくなど

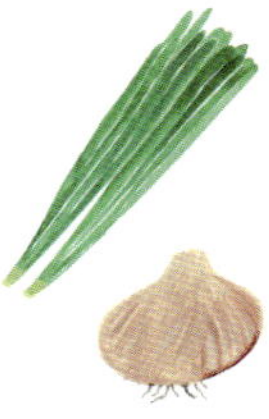

太渓《たいけい》

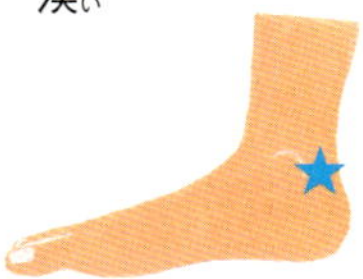

内くるぶしとアキレス腱の間のくぼんだところ。ほかに、余分な水分の排出を助ける**合谷**や冷え改善にも効く**湧泉**もおすすめ（位置はP.25）

白目が赤い

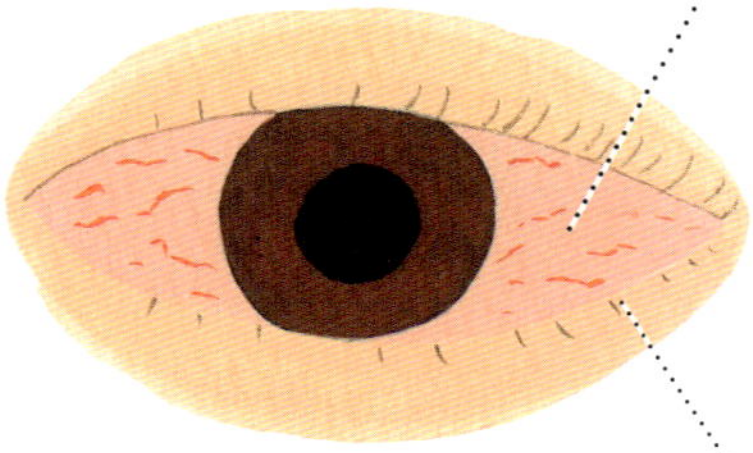

今日のからだ

ストレス・疲労がピーク！風邪をひきやすい状態です

ストレスや疲労で「肝《かん》」が大ダメージを受けています。発生した熱で目の毛細血管が拡張し、充血しているのです。風邪や発熱の可能性も。プチっと赤い部分があったり、血走っていたら、目の使いすぎ。血行がとどこおっています。

★からだに起こりやすい症状／疲労感、風邪、発熱

今日のすごしかた

心身をリラックスさせて

軽いウォーキングは、血行を促進させ、ストレス解消にも効果あり。首や肩のコリをほぐすのも◎。血行を促すツボ「曲池」を押そう。食材は熱を冷ます葉もの野菜を。血走っているときは、目を閉じて休ませること。

おすすめのツボ・食材

アスパラガス、キャベツ、小松菜、春菊、セロリ、白菜、ほうれん草、水菜など

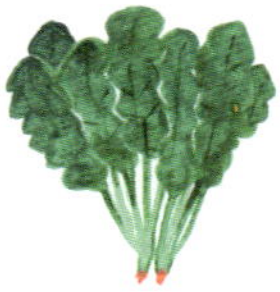

曲池《きょくち》

腕を十分に曲げたときにできる、横じわの外側の端。ほかに、ストレスをやわらげる**神門**や肝機能を助ける**太衝**もおすすめ（位置はP.25）

涙目になっている

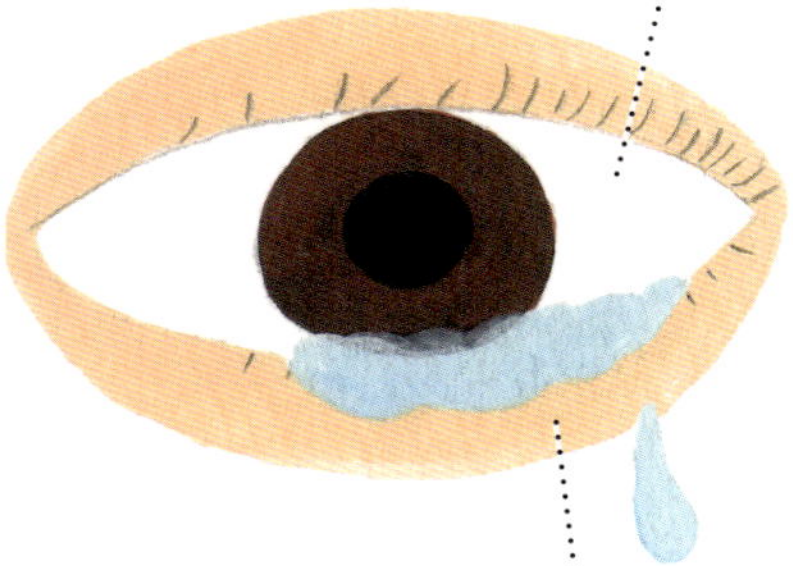
目が疲れている
視力が低下している
涙がぽろぽろこぼれる

今日のからだ

目のうるおいを調整できなくなっています

ストレスや疲労、お酒の飲みすぎで、「肝《かん》」がお疲れの様子。目の働きを担う「肝」の働きが弱り、目のうるおい成分である涙をコントロールができなくなっています。★からだに起こりやすい症状／肩コリ、手足の冷え、手足のしびれ、関節の痛み、爪の血色がわるい

今日のすごしかた

飲み会はキャンセル。早く寝よう

十分に睡眠をとり、心身の疲れをとることが、回復への近道。ツボは、「太衝」が効きます。食事は肝機能を助ける食材を中心にして、お酒は控えること。今夜は、飲み会の予定があってもキャンセルしましょう。

＼ おすすめのツボ・食材 ／

イカ、いちご、えび、貝類、カツオ、ごま、大豆、なす、みかん、もやし、レモンなど

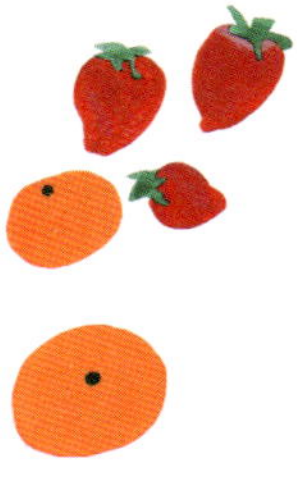

太衝《たいしょう》

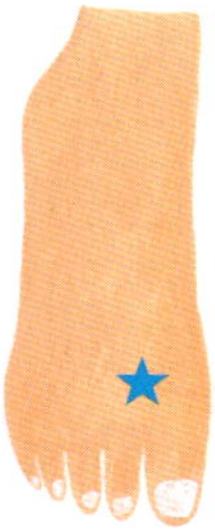

足の甲の、親指と人差し指の骨が接するV字のくぼみのところ。ほかに水分代謝に効く**湧泉**やストレス解消を助ける**百会**もおすすめ（位置はP.25）

目が乾いている

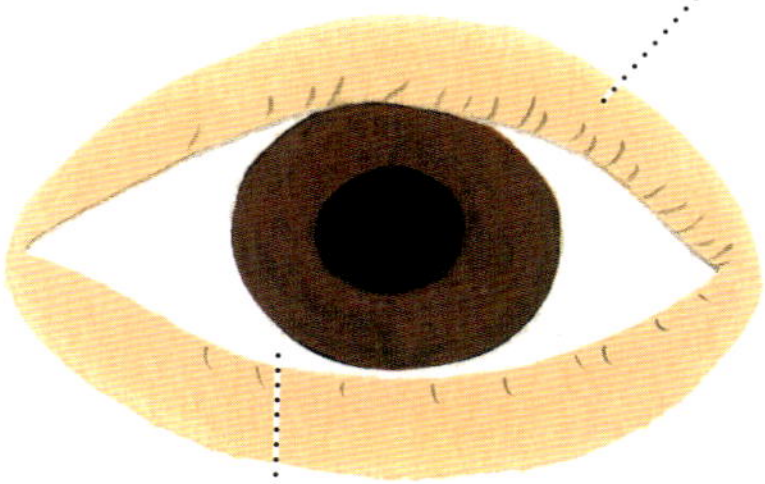
眼球が乾いてしょぼしょぼする
目がヒリヒリする
目ががかすむ

今日のからだ

目の血行がわるく、水分バランスが乱れています

寝不足や食生活の乱れで、「肝《かん》」の機能が落ちているのでしょう。血行がわるく、血液によって目に運ばれる水分が不足しています。水分代謝を担う「腎《じん》」の不調も考えられます。また、目の使いすぎで、まばたきが減っている可能性も。★からだに起こりやすい症状／肩や首のコリ

今日のすごしかた

目の体操で、血行アップ

休憩をこまめにとって、目の体操（66ページ）をしよう。目の負担を軽減するため、寝る一時間前からTVやスマホを見ないこと。食事には、血行を促進させる食材を選んで。ツボは、水分代謝を促す「太溪」が効きます。

おすすめのツボ・食材

アーモンド、青魚、アボカド、きゅうり、黒ごま、黒豆、鮭、大豆、玉ねぎ、長ねぎ、ワカメなど

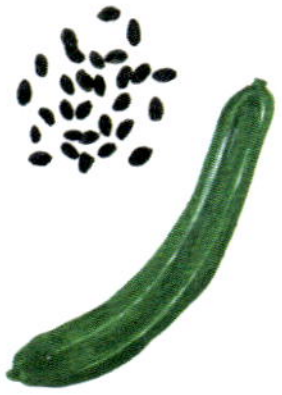

太溪《たいけい》

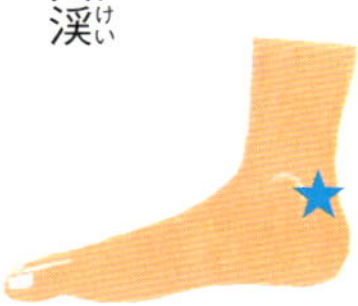

内くるぶしとアキレス腱の間のくぼんだところ。ほかに、**三陰交**や自律神経をととのえる**太衝**もおすすめ（位置はP.25）

目の体操で視界も頭もスッキリ!

目は、膨大な情報を脳に送っている働きもの。そのため、たくさん血液を使います。

私たちはパソコンやスマートフォンなどの使いすぎにより、知らず知らずのうちに目を酷使しています。目がかすんだり、まぶたが重いと感じたら目が疲れている証拠。血行もわるくなっていて、そのまま放っておくと、ドライアイなど目の機能低下はもちろん、目のまわりのクマやしわの原因になります。

そこで、目に疲れを感じたら「ツボ押し」をとり入れた目の体操をし

①頭のてっぺんにあるツボを押す

頭頂部にある「百会《ひゃくえ》」を５～10秒押し、頭のてっぺんにたまった熱や「気」を分散させる。

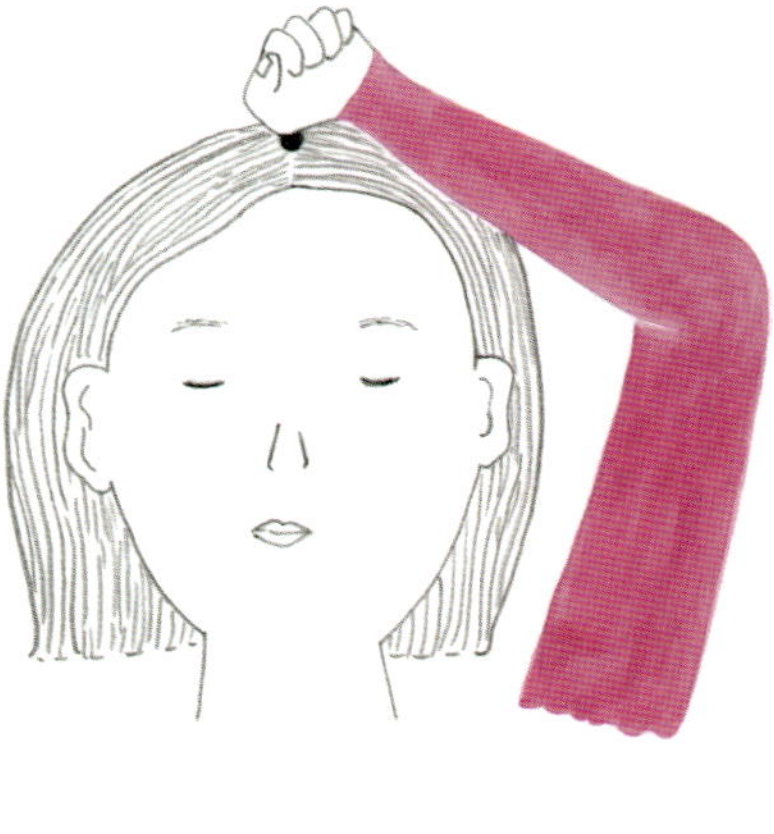

親指の付け根で押すと押しやすい。

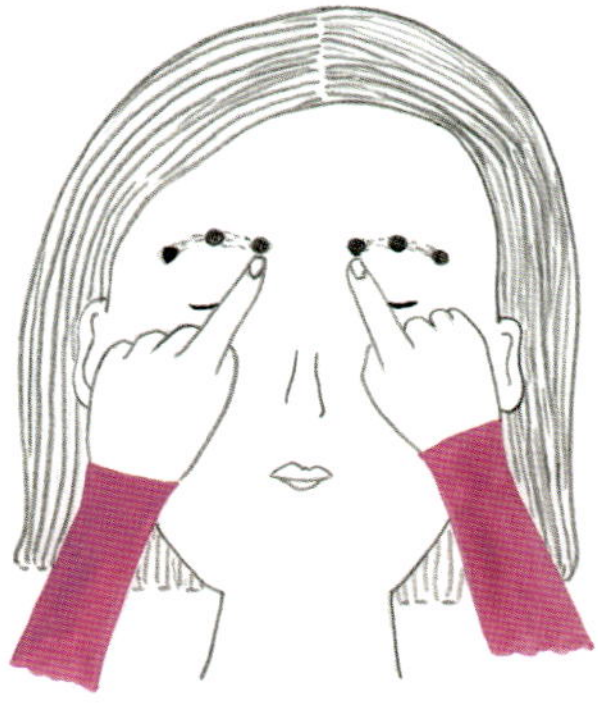

②眉にあるツボを指圧する

眉の始まりにあるツボ「攅竹《さんちく》」→眉の中央にあるツボ「魚腰《ぎょよう》」→眉の終わりにあるツボ「糸竹空《しちくくう》」を人差し指で５秒ずつ指圧する。目のまわりのコリをほぐし、血流をよくする効果がある。

てみましょう。血行を促し、目の疲れを癒してくれます。

目のまわりの筋肉を動かし、血行がよくなれば、視界も頭もすっきり！　お疲れぎみの目に、日中でも休憩タイムをあげましょう。

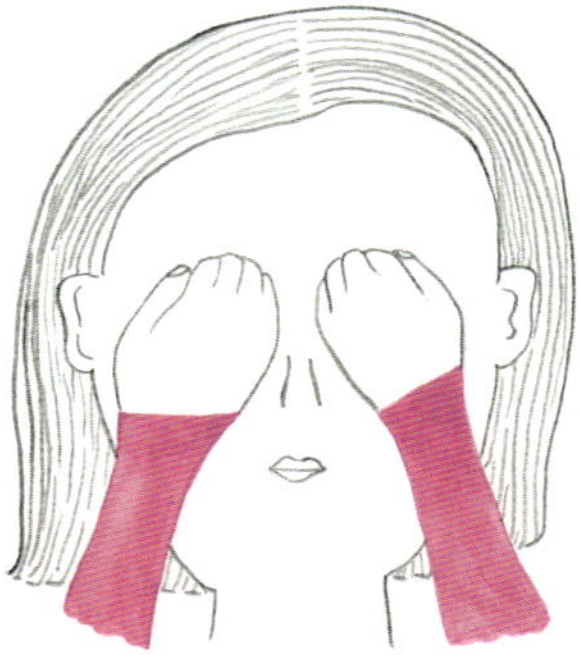

③手で包み込みながら、目を開閉する

両手をよくすり合わせてあたため、手のひらをお椀型にしながら、目にあてる。手の中で、ゆっくりと、目をうっすら「開ける」→「ぎゅっと閉じる」を３回くり返す。

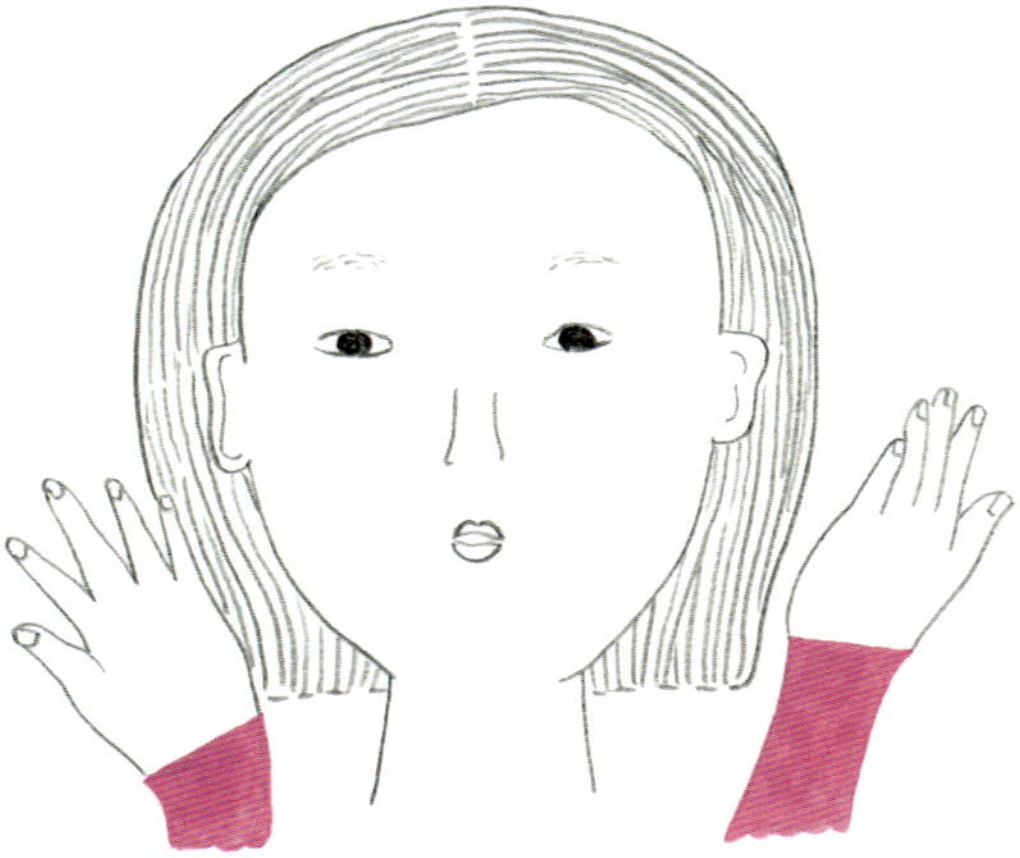

④手をぱっと放して、目を開く

手をぱっと放すと同時に目も開く。目が光をとり込み、一気に活性化され、血流がよくなる。

目が疲れている

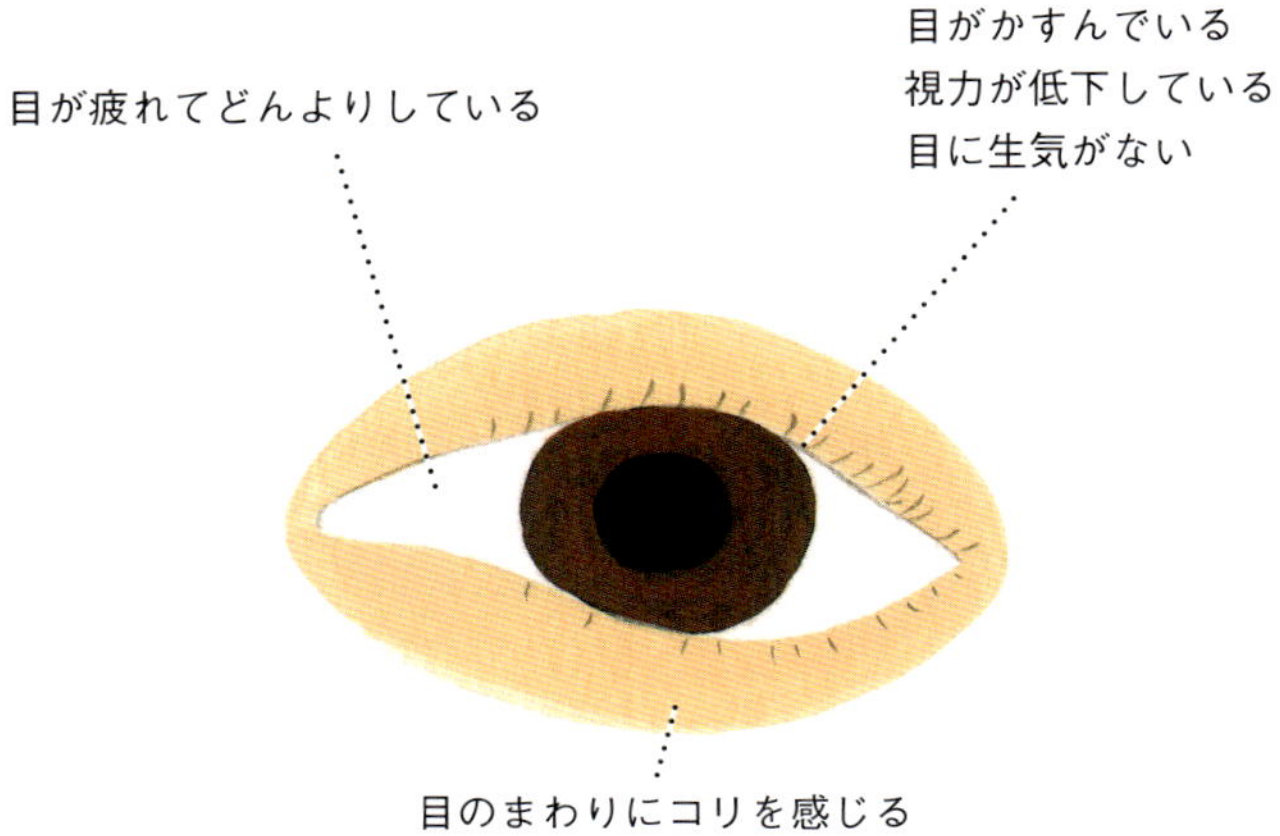
目が疲れてどんよりしている
目がかすんでいる
視力が低下している
目に生気がない
目のまわりにコリを感じる

今日のからだ

目のまわりの血行が停滞。目の使いすぎかも

目のまわりの筋肉が疲れて、血行が停滞しています。目を酷使したり、緊張や怒りで目に力が入っていませんか？　また、ストレスや寝不足による「肝《かん》」の機能低下も原因の一つ。逆に、疲れ目が「肝」にダメージを与えることも。★からだに起こりやすい症状／爪が割れやすい、頭痛

今日のすごしかた

こまめに目を閉じて、目のリラックスを

閉じた目に蒸しタオルをあて、目のまわりの筋肉をほぐそう。仕事中も、こまめに目を閉じたり、遠くを眺めて。血行をととのえるツボは「百会」。リラックス効果もあります。バランスのよい食事をとり、お酒は控えて。

おすすめのツボ・食材

緑黄色野菜、肉類、魚類、海藻類、たまご、乳製品など

百会《ひゃくえ》

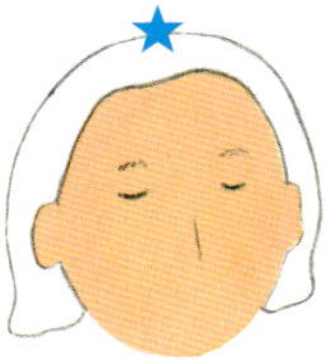

頭頂部のややくぼんだところ。握りこぶしの親指の付け根で指圧して。ほかに、疲れをとる**関元**やストレス発散を助ける**太衝**もおすすめ（位置は P.25）

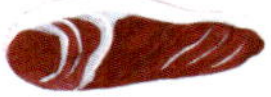

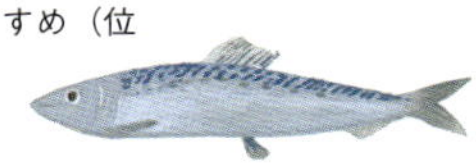

鼻に吹き出ものがある

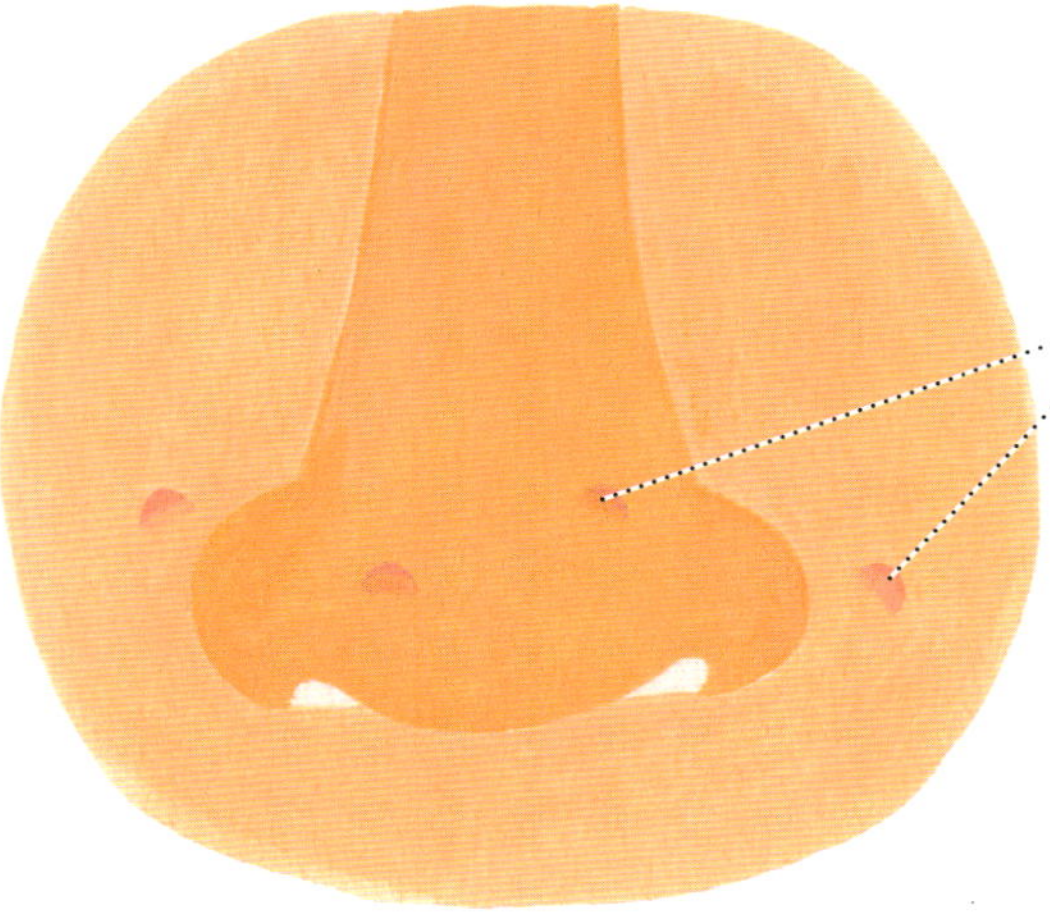

今日のからだ

胃腸がオーバーワーク。発熱しています

食べすぎか、ニンニクなど刺激物のとりすぎかも。オーバーワークの「脾《ひ》」が発した熱が、鼻の皮脂などと結びつき、吹き出ものに。腸の動きもわるく、便秘気味です。老廃物が体内にたまるので、吹き出ものがさらに悪化する可能性も。★からだに起こりやすい症状／下痢、便秘

今日のすごしかた

胃をカラにして、負担をなくそう

本当にお腹がすくまで食事を我慢。一食抜いてもOK。消化に時間のかかる、油っぽいものや濃い味つけのものは控えましょう。便秘改善には、ジョギングやツボ「神門」を押して腸を動かし、食物繊維が豊富な食材を。

おすすめのツボ・食材

神門《しんもん》

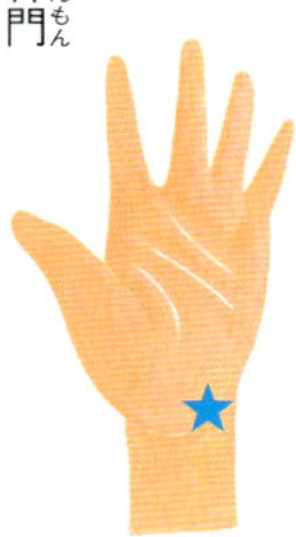

手首内側のしわの上の、小指側のくぼんでいるところ。ほかに、**合谷**や**足三里**も胃腸をととのえるのでおすすめ（位置はP.25）

かぶ、カリフラワー、きのこ、玄米、ごぼう、さつまいも、大根、山芋、りんご、レンコンなど

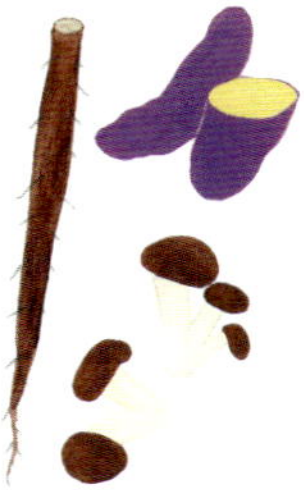

鼻が赤い

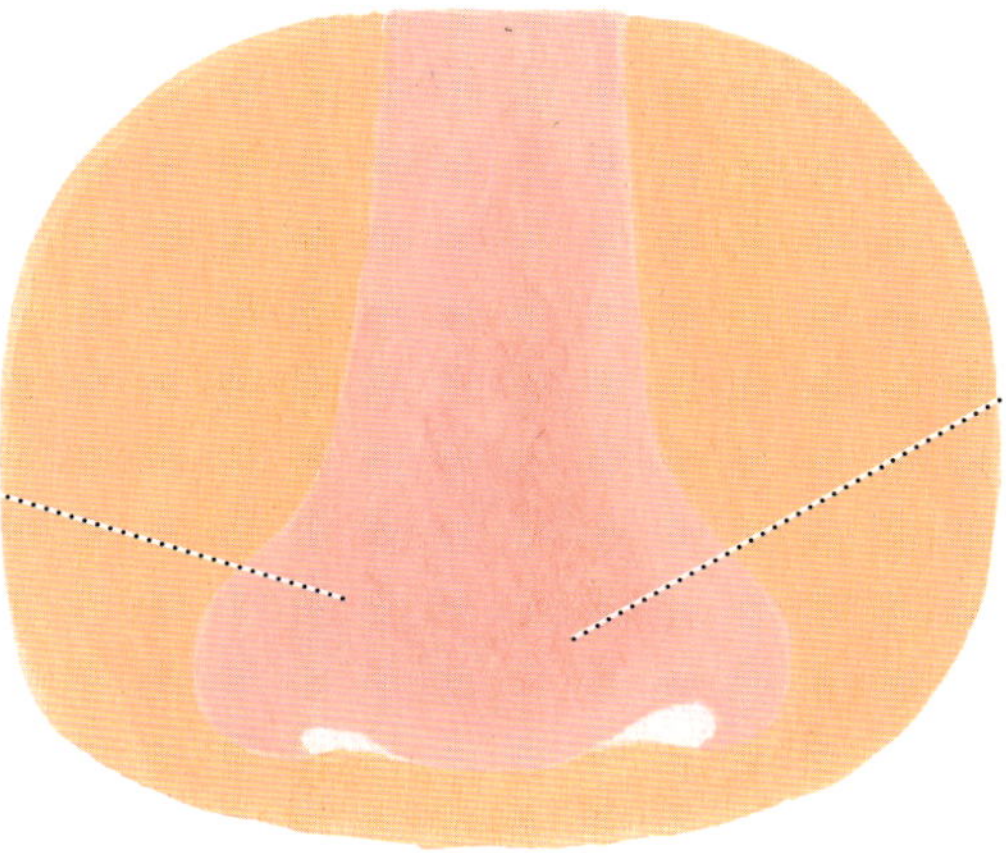
毛穴が開いている
ベタベタ・テカテカしている
熱っぽい
鼻が赤い

今日のからだ

血行がとどこおって、鼻の毛細血管が広がっています

お酒の飲みすぎでしょう。「肝《かん》」の浄化、解毒機能が低下して血行がとどこおると、末端の毛細血管が広がるので、鼻が赤くなります。飲酒による水分の大量消化のため、「脾《ひ》」もオーバーヒートし、発熱。これも鼻が赤い原因に。★からだに起こりやすい症状／胃痛、過食

今日のすごしかた

あたたかい食事でからだを癒して

肝機能を高めるツボ「太衝」を押そう。水分補給はあたたかい緑茶、食事は葉もの野菜のスープなどを選んで胃をいたわり、胃の熱をとりましょう。甘いものや清涼飲料、加工品は控えて。早歩きで血行をアップ！

おすすめのツボ・食材

太衝《たいしょう》

足の甲の、親指と人差し指の骨が接するＶ字のくぼみのところ。ほかに、胃の働きをととのえる**太白**や代謝を上げる**三陰交**もおすすめ（位置は P.25）

アスパラガス、キャベツ、小松菜、春菊、セロリ、白菜、ほうれん草、水菜など

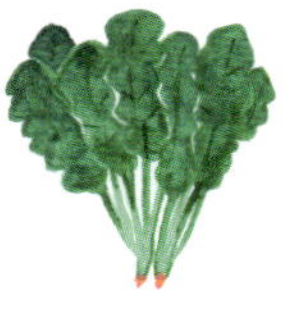

鼻がつまっている

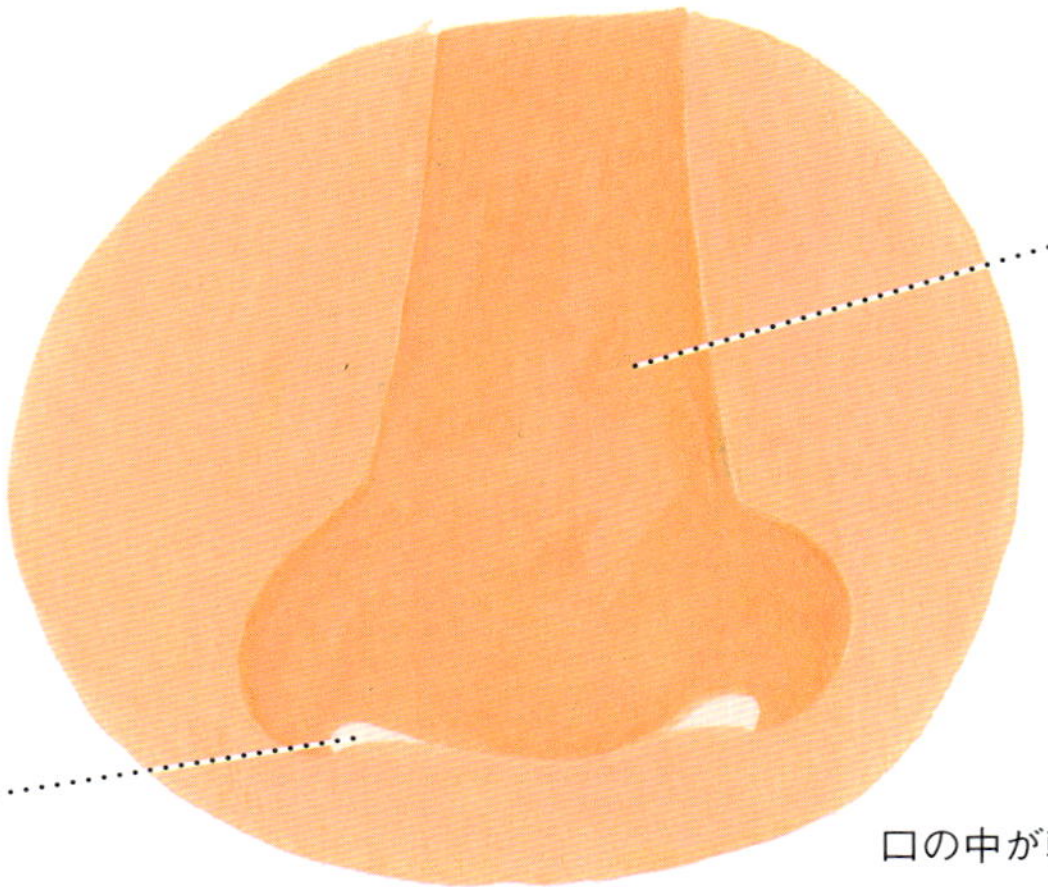

今日のからだ

粘膜のうるおい不足。抵抗力が下がっています

乾燥で「肺《はい》」の機能が低下し、呼吸器系の粘膜のうるおいが不足しています。ホコリや細菌の影響を受けやすく、鼻がつまるのです。ほかに、暴飲暴食によるダメージで「脾《ひ》」の栄養吸収力が落ち、粘膜をつくる栄養が不足している可能性も。★からだに起こりやすい症状／胃もたれ

今日のすごしかた

鼻うがいで、粘膜強化！

粘膜の洗浄と強化に、鼻うがいがおすすめ。鼻の片方の穴を指でふさぎ、もう片方からぬるま湯やドクダミ茶を吸って口から出します。鼻どおりをよくするためツボ押しは「合谷」を、食事には香味野菜をとり入れて。

おすすめのツボ・食材

シソ、セロリ、玉ねぎ、ニラ、にんじん、みょうがなど

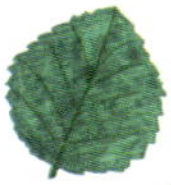

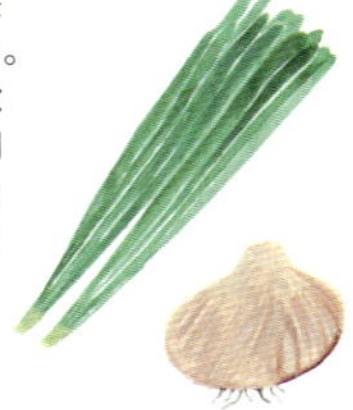

合谷《ごうこく》

手の甲の、親指と人差し指の間で、人差し指側の骨のくぼみ。ほかに、胃に効く**太白**や呼吸器系の不調を改善する**太淵**もおすすめ(位置はP.25)

鼻血が出やすい

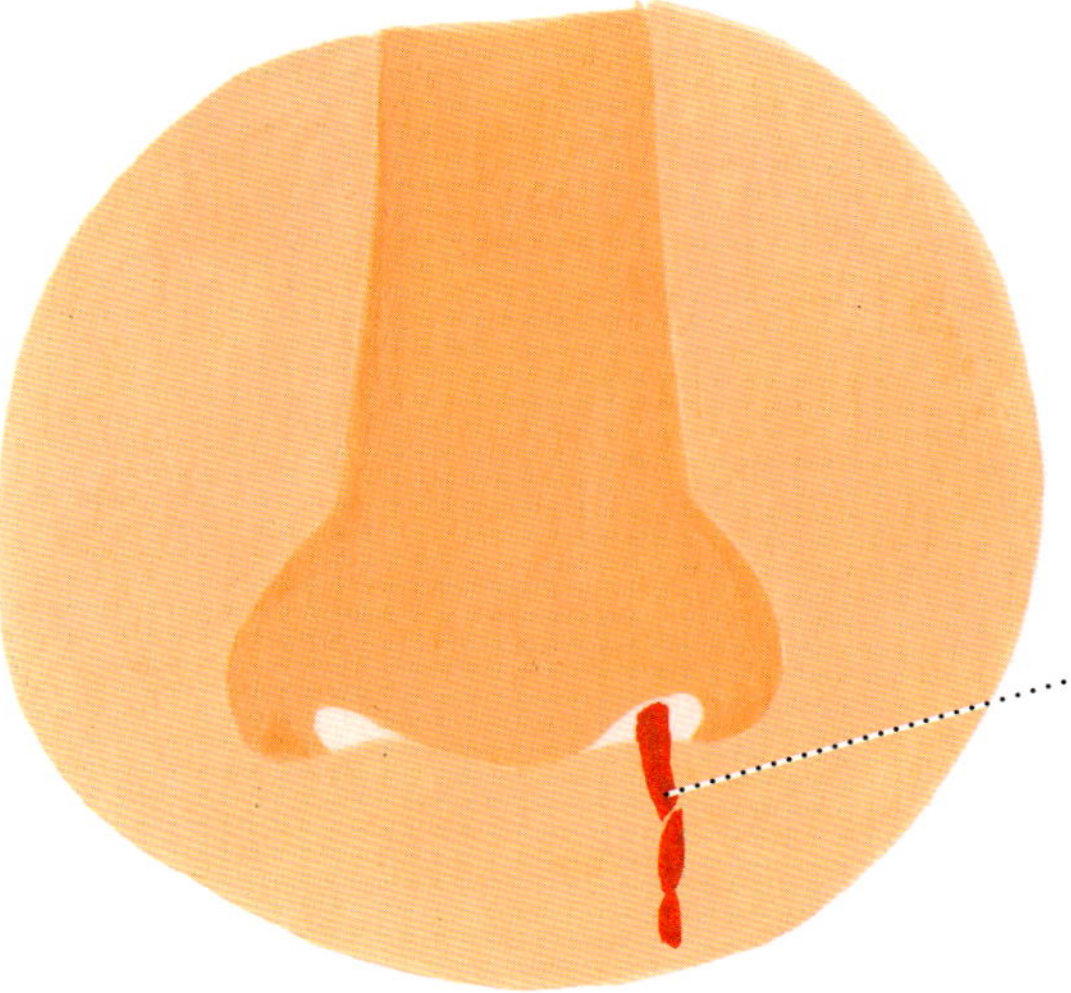
口の中が乾いている
喉が腫れている（イガイガする、ツバが飲み込みづらい）
歯茎から出血している
鼻血が出やすい

今日のからだ

栄養不足や乾燥で、粘膜がもろくなっています

夜遅い食事や過労で「脾《ひ》」の機能が低下しているかも。粘膜や毛細血管に必要な栄養が足りません。歯茎の出血や、内出血も起こりやすい状態。ほかに、ダメージを受けた「肺《はい》」の熱で鼻の粘膜が乾燥している場合も。

★からだに起こりやすい症状／内出血、月経量が多い

今日のすごしかた

粘膜をうるおす食事を

ビタミンやたんぱく質は粘膜をうるおす効果があるので、積極的に摂取して。胃に負担をかけないよう、よくかんで、胃腸をサポートするツボ「太白」を押そう。疲労回復も必須。今日は十分な睡眠をとってください。

おすすめのツボ・食材

オクラ、キャベツ、ししゃも、ヨーグルト、緑黄色野菜、レタス、レバーなど

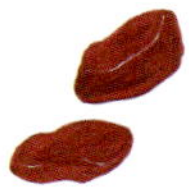

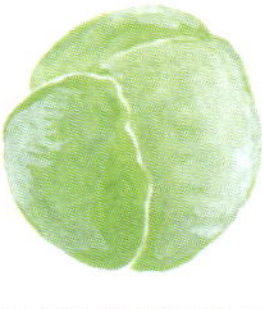

太白《たいはく》

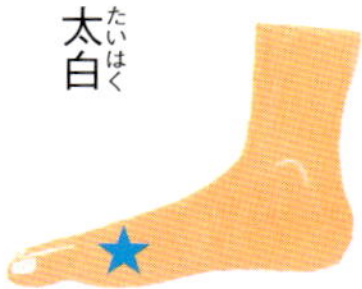

足の側面、親指の付け根。出っ張った骨のすぐ下のくぼんでいるところ。ほかに、粘膜の生成を助ける**三陰交**や鼻の不調を緩和する**太淵**もおすすめ（位置はP.25）

口角が切れている

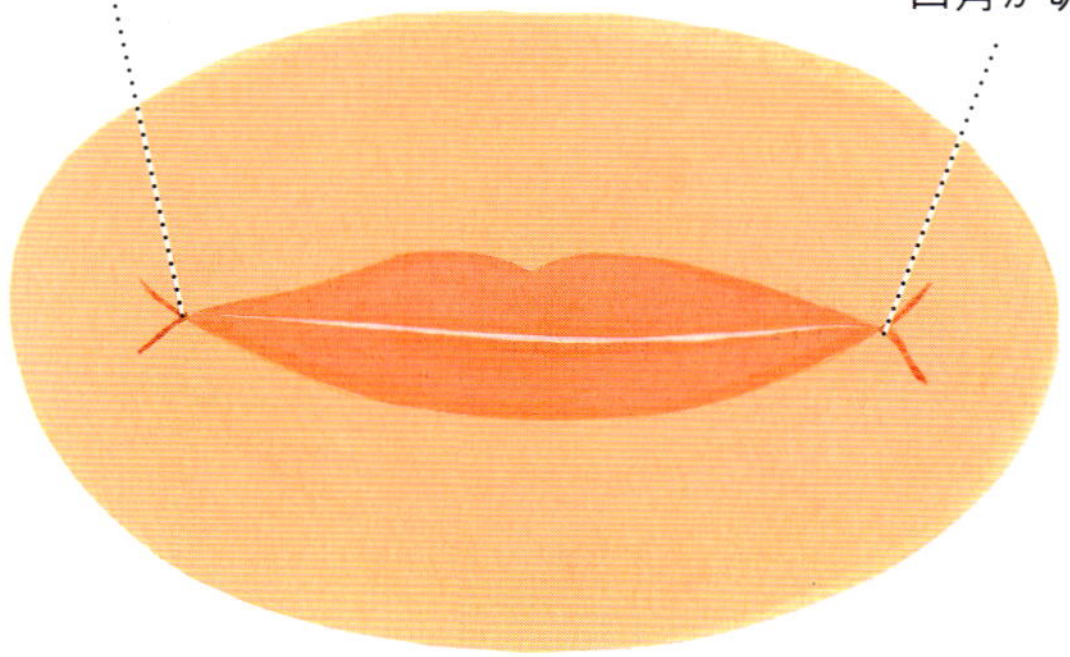
ただれている
ヒリヒリする
口角が切れている

今日のからだ

消化に負担がかかり、胃腸が荒れています

「脾《ひ》」が荒れています。暴飲暴食や、甘いもの、味つけの濃いもののとりすぎ、あまりかまずに食べていることなどが原因で、消化器系に負担がかかったのでしょう。口角に熱をともなっていたら、胃は、熱をもってただれるほど荒れているかも。★からだに起こりやすい症状／胃痛

今日のすごしかた

食べすぎ厳禁！ 胃腸を休ませましょう

食事は、からだの中の熱を冷ます緑の野菜のサラダや、胃の粘膜を強化するヨーグルトなどで軽めにすませて。よくかめば、唾液の分泌が高まり、消化吸収力がアップします。胃の熱をとるツボ「曲池」を刺激しよう。

おすすめのツボ・食材

アスパラガス、キャベツ、小松菜、春菊、セロリ、白菜、ほうれん草、水菜、ヨーグルトなど

曲池《きょくち》

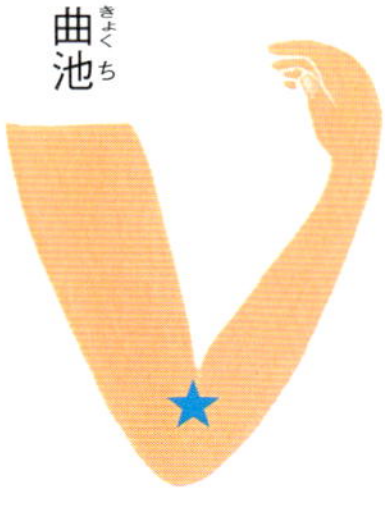

腕を十分に曲げたときにできる、横じわの外側の端。ほかに、胃腸の改善に効果がある**足三里**や**太白**もおすすめ（位置はP.25）

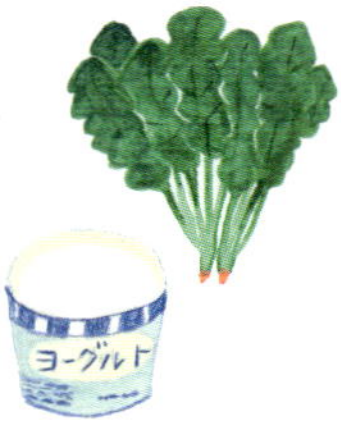

唇が白っぽい

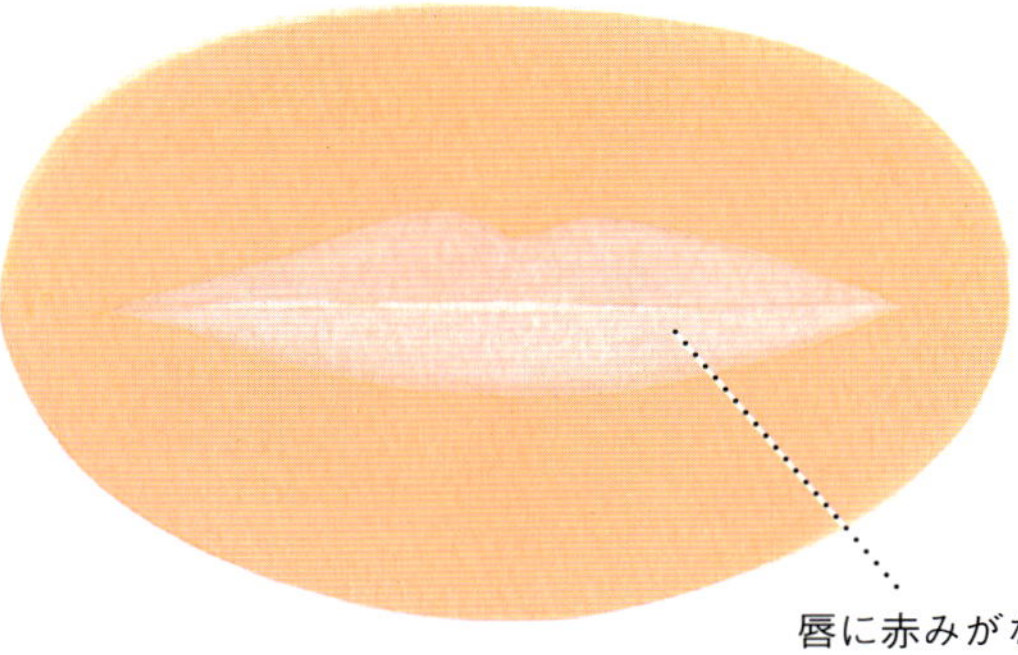

今日のからだ

栄養の吸収力が落ち、貧血ぎみです

疲労や栄養のかたよった食事で「脾《ひ》」の栄養吸収力がおとろえています。血液が十分に養われず、貧血ぎみだと、唇の赤みがなくなります。ほかに、「肺《はい》」が弱って体内の酸素が足りず、血液循環がわるいときも、唇が白っぽくなります。★からだに起こりやすい症状／めまい、頭痛

今日のすごしかた

食事と休養で血液の質の改善を

鉄分とその吸収をサポートするビタミンを積極的にとり、血液の質を改善しましょう。消化吸収をサポートするツボ「太白」を押そう。疲労回復のため、今日は無理しないで休養してください。冷え予防も忘れずに。

おすすめのツボ・食材

青魚、海藻類、貝類、きくらげ、チーズ、プルーン、緑黄色野菜、レバー、レモンなど

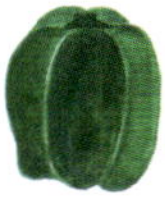

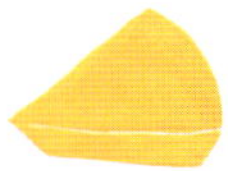

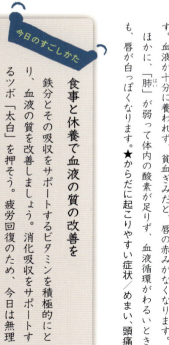

太白《たいはく》

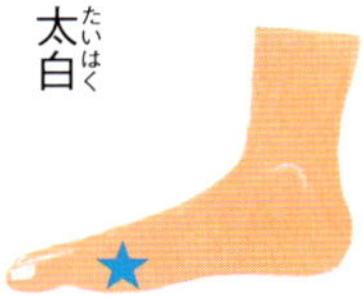

足の側面、親指の付け根。出っ張った骨のすぐ下のくぼんでいるところ。ほかに、肺機能に効く**太淵**や冷えをとる**湧泉**もおすすめ（位置はP.25）

唇が荒れている

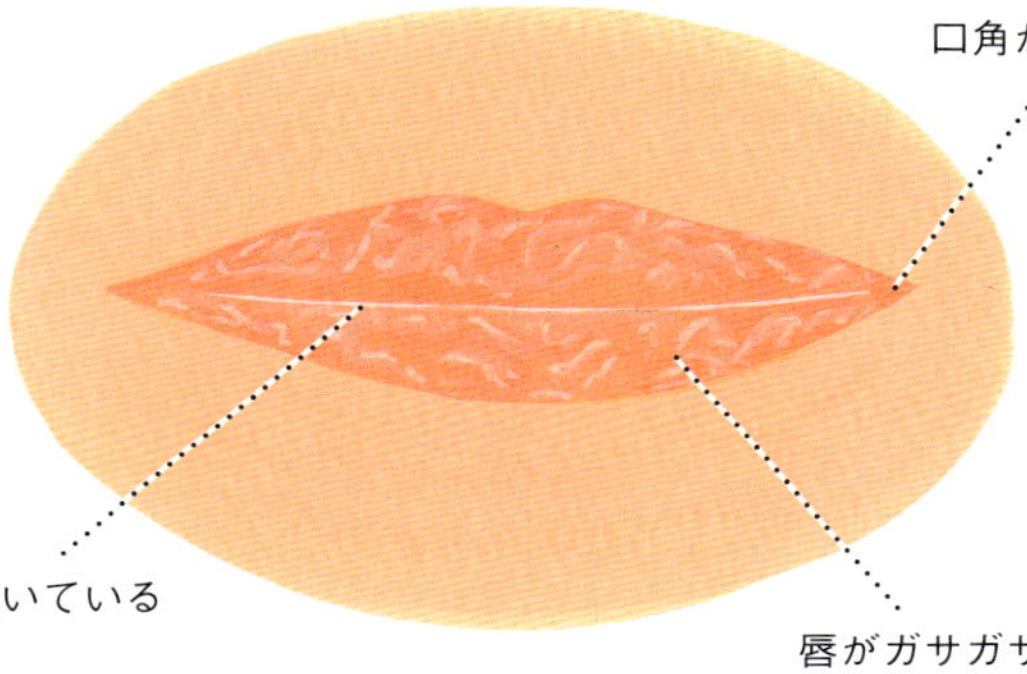
口角が切れやすい
口の中が乾いている
唇がガサガサ荒れている

今日のからだ

粘膜のうるおい不足。唾液も足りません

お酒の飲みすぎなどの不摂生で、消化器系に負担がかかり、「脾《ひ》」が弱っています。「脾」で熱が発生すると、からだのうるおいが不足してしまいます。粘膜のうるおいや唾液も足りず、唇が荒れているのです。口の中も乾いています。

★からだに起こりやすい症状／疲労、便秘

今日のすごしかた

白湯で、負担なく水分補給を

胃に負担をかけないで水分補給できる白湯を、ゆっくり、少しずつ飲もう。胃を休めるため、間食も我慢！　すねをマッサージすると、胃の熱をとり、症状を改善する効果があります。消化機能改善のツボは、「中脘」。

おすすめのツボ・食材

かぼちゃ、かぶ、米（おかゆ）、鮭、じゃがいも、白身魚、たまご、豆腐、白菜、バナナなど

中脘《ちゅうかん》

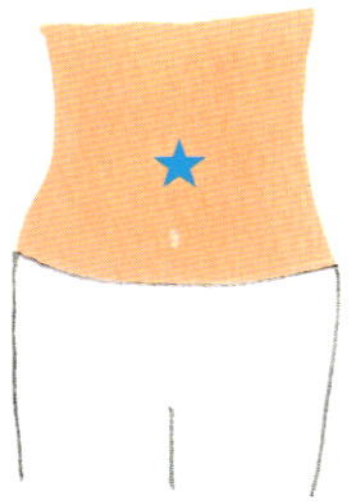

みぞおちとおへそのほぼ中間地点。おへその中央から指四本分上。ほかに、**天枢**と**内関**も胃腸機能の回復を助けるのでおすすめ（位置は P.25）

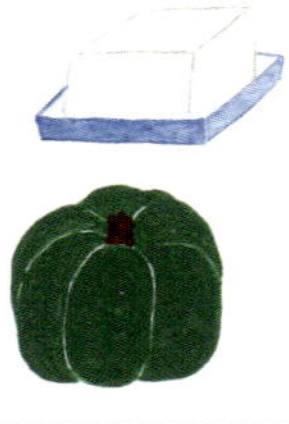

口のまわりに吹き出ものがある

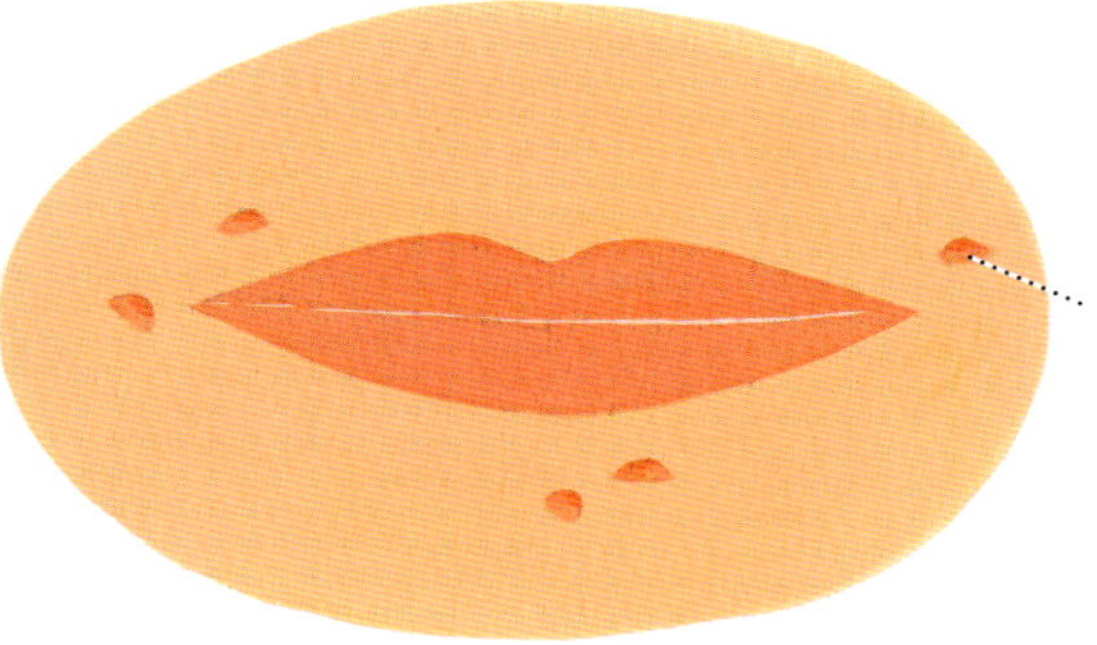

今日のからだ

過労がつづいていませんか？ 胃もくたびれて悲鳴をあげています

「脾《ひ》」が疲れています。働きが弱った胃に食べものが停滞。そこで出た熱が口元にのぼって吹き出ものに。寝不足や過労が原因でしょう。

あごにできていたら、「腎《じん》」の機能低下のサイン。精神的疲労が原因かも。

★からだに起こりやすい症状／胃痛、便秘、膀胱炎、おりものが多い

今日のすごしかた

快眠をこころがけ、疲労回復を

まずはからだをよく休ませ、疲労回復を。快眠のコツ（26ページ）を参考にして。食事はおかゆが◎。消化を促すしょうがもとり入れて。食べすぎはNG。ツボは、「内関」を押すと、胃の荒れの改善に効果的です。

＼ おすすめのツボ・食材 ／

かぼちゃ、かぶ、米（おかゆ）、鮭、じゃがいも、しょうが、白身魚、たまご、豆腐、白菜、バナナなど

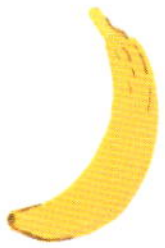

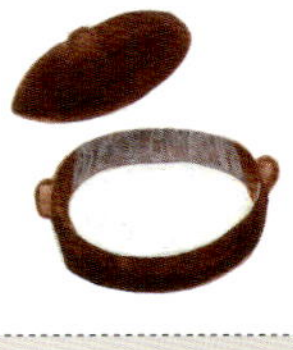

内関《ないかん》

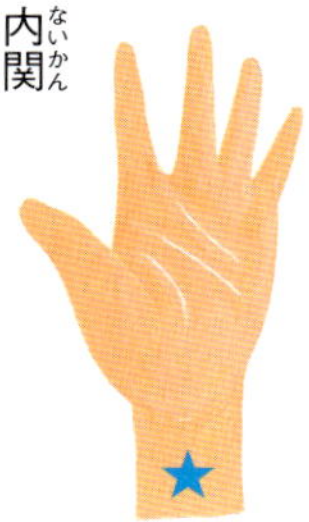

手首を内側に傾けたときに出る筋の上の、手首の横じわから、指三本分ひじ寄りのところ。ほかに、**足三里**や腎機能アップに効く**太渓**もおすすめ（位置はP.25）

口内炎がある

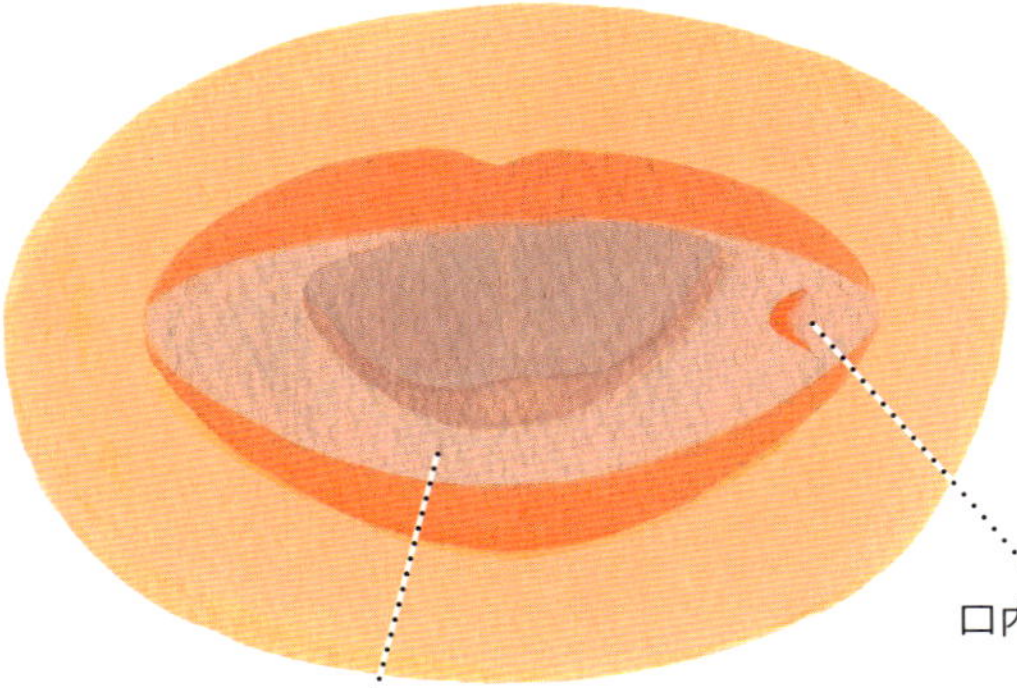

今日のからだ

胃が荒れて、抵抗力がダウンしています

「脾《ひ》」が疲れて、荒れています。消化器系が荒れるとからだの抵抗力が低下します。もともと雑菌の多い口内の粘膜が細菌に感染したのです。消化吸収力が弱っているため栄養が足りず、粘膜の再生力も落ち、治りにくく、ひどくなることも。★からだに起こりやすい症状／下痢、便秘

今日のすごしかた

胃の熱を冷ます食事と休養を

葉もの野菜や果物を多くとり、胃の熱を冷ましましょう。食べすぎや油っぽいものは×。ツボは、胃の熱をとり、働きを改善する「曲池」を押そう。こまめに口をゆすぐのも忘れずに。早寝で疲労回復もこころがけて。

おすすめのツボ・食材

アスパラガス、キャベツ、小松菜、春菊、セロリ、白菜、ほうれん草、水菜など

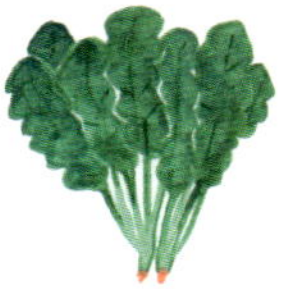

曲池《きょくち》

腕を十分に曲げたときにできる、横じわの外側の端。ほかに、**足三里**や**天枢**も胃腸をととのえるのでおすすめ（位置はP.25）

健康な顔をつくるセルフケア③

ツボを押しながら肩まわし。肩コリ解消で顔色も明るく

肩がこると、肩まわりが重たくなるだけでなく、顔にもさまざまな症状があらわれます。

肩コリは、首から肩にかけての筋肉が同じ姿勢をとりつづけたことにより緊張してかたくなり、血液の循環障害を起こした状態。それによって疲労物質がたまり、筋肉を刺激して肩コリが起きています。心臓と頭をつなぐ動脈と静脈は、筋肉におおわれています。筋肉がかたくなると、

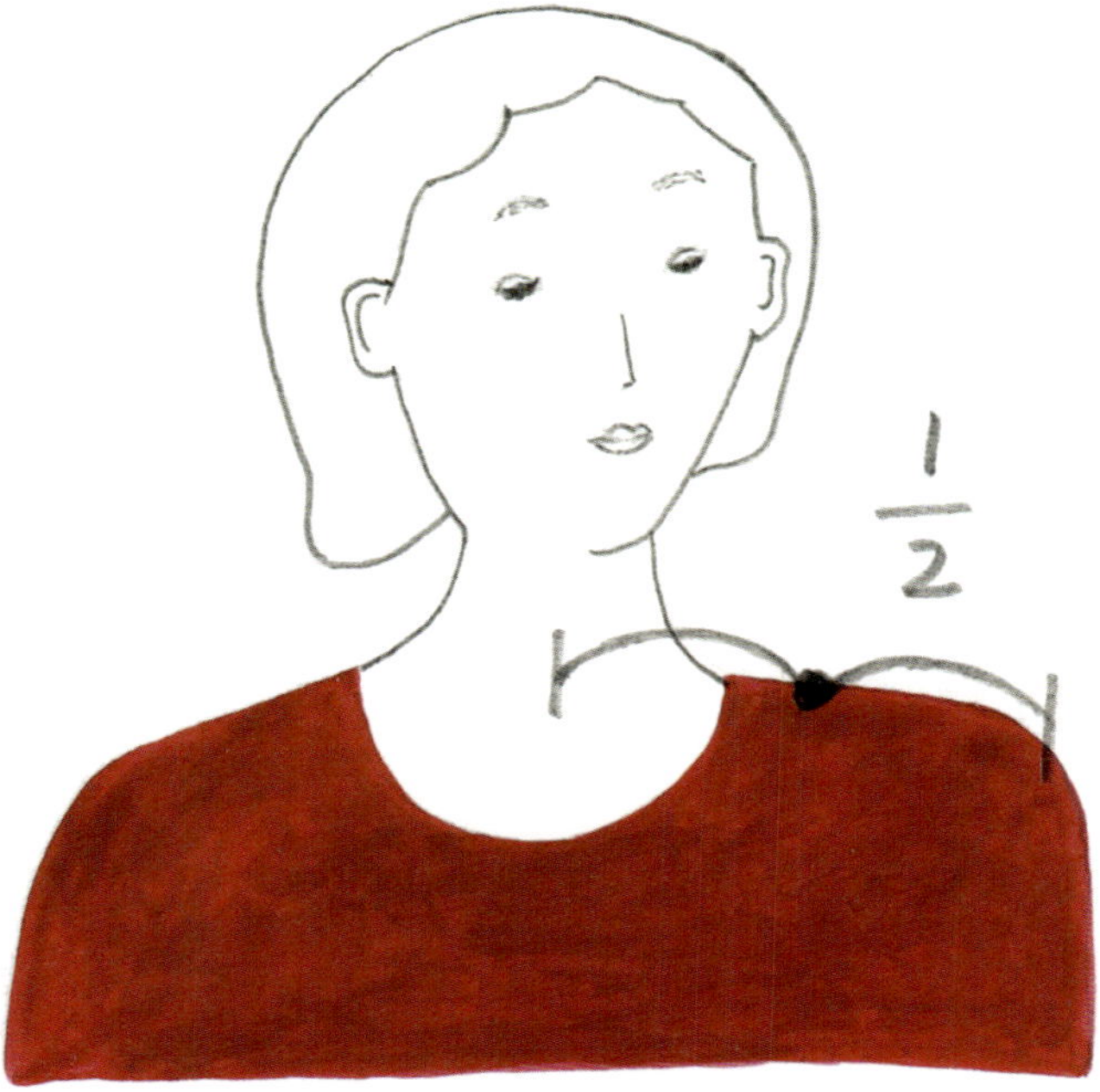

①肩こりに効くツボ「肩井《けんせい》」を押す

首の付け根と肩の端のちょうど中央あたりにあるツボが「肩井」。押すと、少し痛みを感じる場所。

心臓から頭への血液循環がスムーズにおこなわれなくなります。十分な血液が顔や頭に届かなくなると、頭がボーっとしたり、顔がむくんだり、老廃物がたまりやすくなるため、顔色が黒ずんだり、肌荒れの症状なども起こりやすくなります。

肩コリに効果的なツボ「肩井《けんせい》」を押しながら、肩をまわすことで、硬直した筋肉に働きかけ、肩コリを改善し、顔への血流を促しましょう。

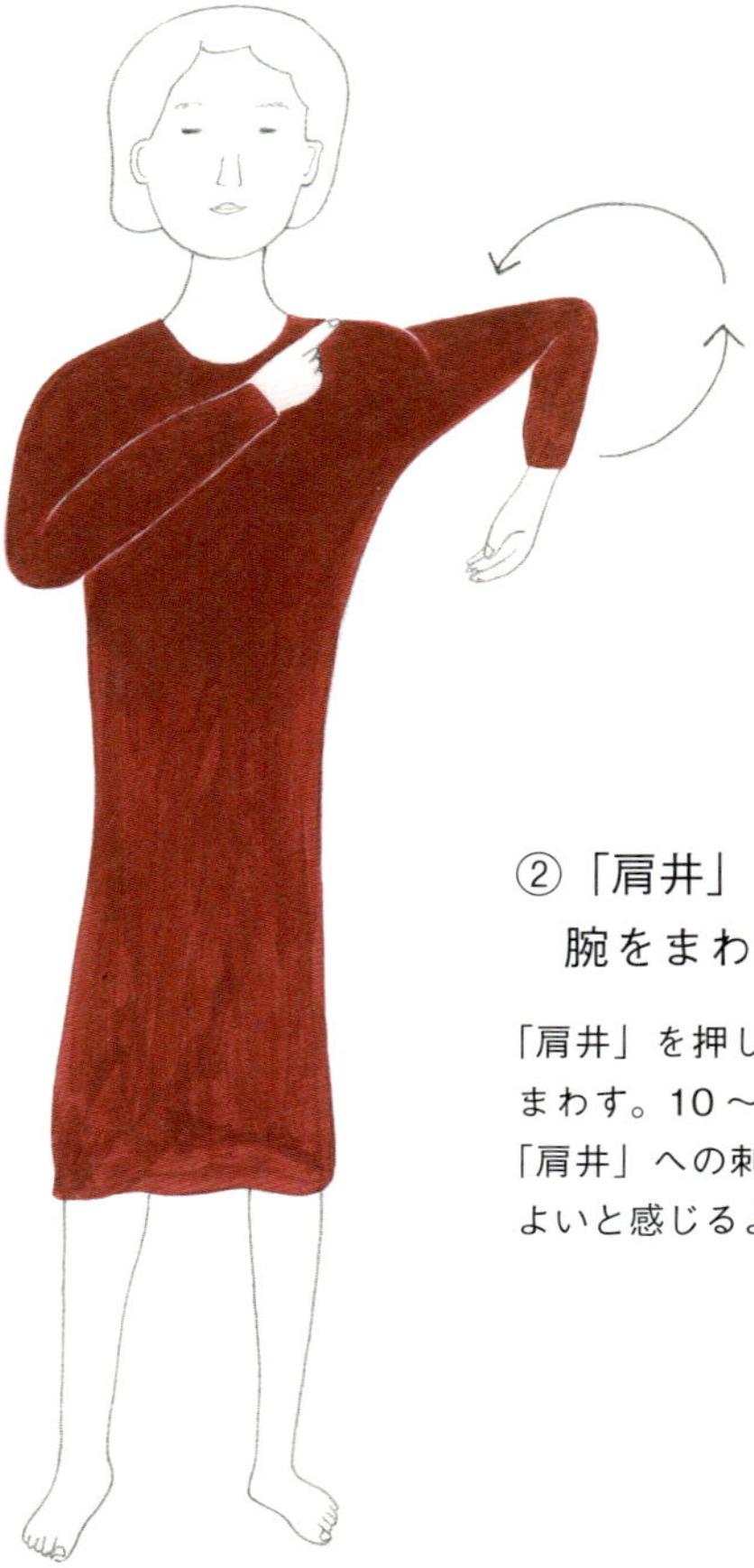

③反対側も同様にまわす

反対側も同じように、「肩井」を押しながら腕をまわす。

②「肩井」を押しながら、
腕をまわす

「肩井」を押しながら、腕を外側にまわす。10～15回くらいが目安。「肩井」への刺激を感じながら心地よいと感じるようにまわそう。

口臭が気になる

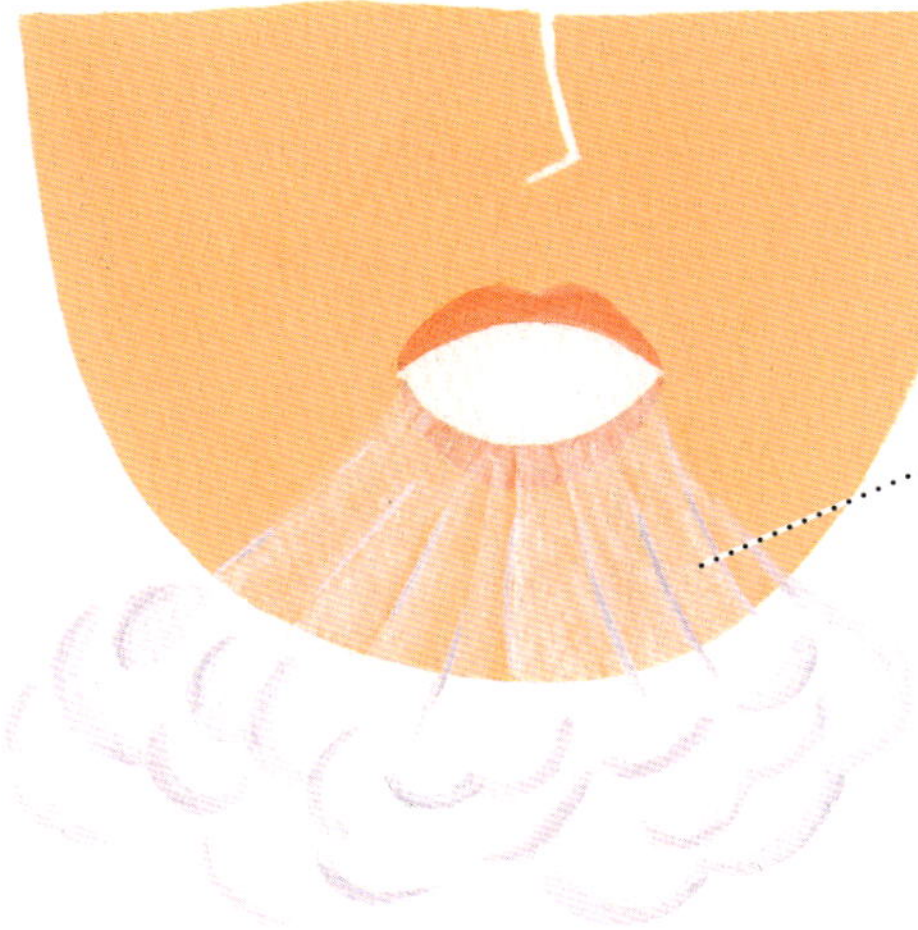

酸味の強いにおいがする
腐敗したようなにおいがする
生臭いにおいがする
ゲップが臭い

今日のからだ

食べすぎで消化器の粘膜が傷ついています

食べすぎで傷ついた「脾《ひ》」の消化器系の粘膜が、悪臭を発しています。消化が追いつかず、胃で停滞している食べものも、においを放ちます。歯茎の腫れや出血をともなう場合は、歯周病の疑いも。歯科を受診しましょう。

★からだに起こりやすい症状／胃痛、胃もたれ、おならが臭い

今日のすごしかた

消化のよい食事で、胃をキレイにしよう

停滞した食べものを排出して、胃の中をキレイにしましょう。あたたかく、消化吸収にすぐれた食事をこころがけて。一食分を、ヨーグルトやスムージーに置き換えても◎。胃の働きをよくするツボ「中脘」を押そう。

おすすめのツボ・食材

かぼちゃ、かぶ、鮭、米（おかゆ）、じゃがいも、白身魚、たまご、豆腐、白菜、バナナなど

中脘《ちゅうかん》

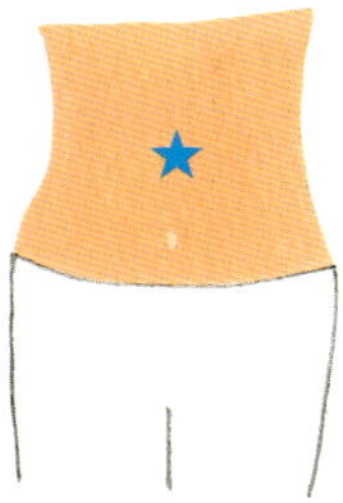

みぞおちとおへそのほぼ中間地点。おへその中央から指四本分上。ほかに、胃腸の働きを改善する**足三里**や**合谷**もおすすめ（位置はP.25）

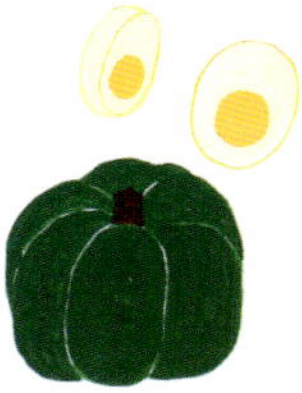

口の中がベタつく

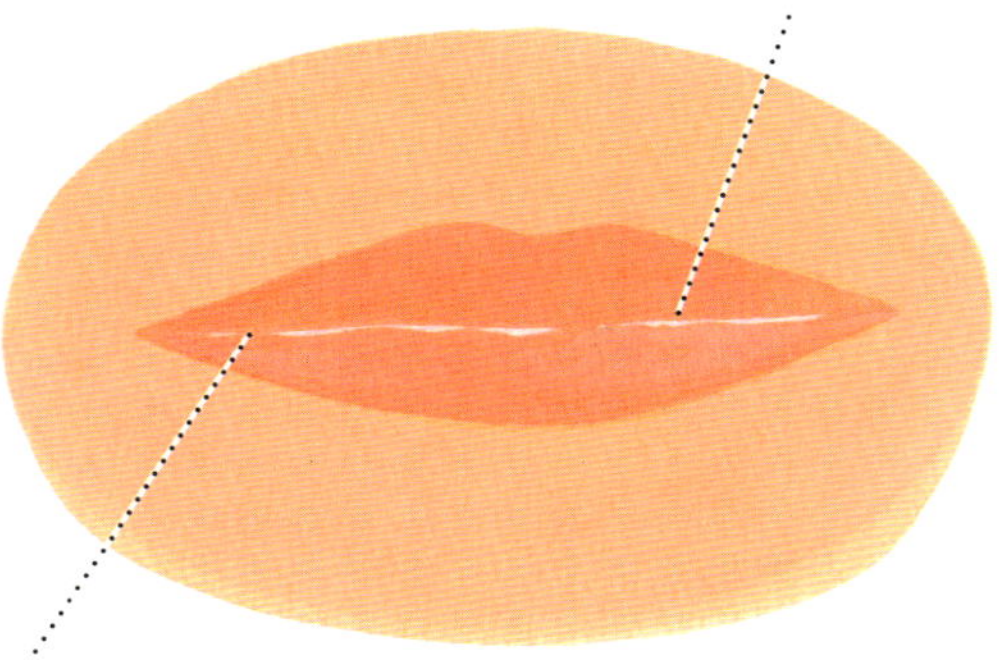
口の中が乾いている
口の中がベタつく
口臭がある

今日のからだ

水分代謝が落ち、口の中のうるおいが不足

からだの水分代謝を担う「腎《じん》」の働きが弱っています。粘膜のうるおい不足や唾液分泌の減少で、口の中が乾き、ベタついています。唾液が少ないと口内の雑菌を抑えられず、口臭が出たり、消化吸収をサポートできず、胃腸にも影響が。★からだに起こりやすい症状／下痢、便秘

今日のすごしかた

こまめな水分補給でうるおいをチャージ

のどが渇く前に、こまめに水分を補給しましょう。食事はよくかみ、唾液分泌を促進させて。塩分の排出を促すカリウムを含む食材を適度にとり、ツボ「太渓」を押して、腎機能に活力を。軽めの運動と冷え予防も◎。

おすすめのツボ・食材

青のり、アボカド、オレンジ、昆布、里芋、ひじき、バナナ、山芋、りんご、レーズンなど

太渓《たいけい》

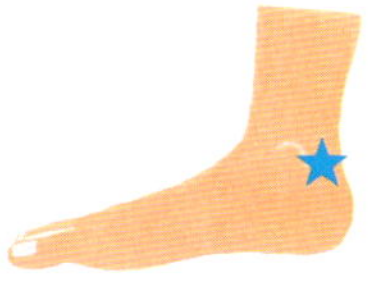

内くるぶしとアキレス腱の間のくぼんだところ。ほかに、**足三里**や**三陰交**も水分代謝に効くのでおすすめ(位置は P.25)

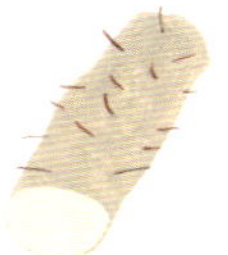

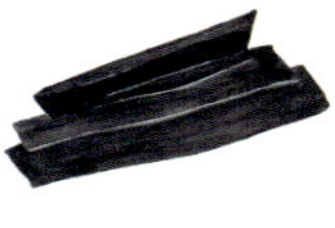

唾液がたくさん出る

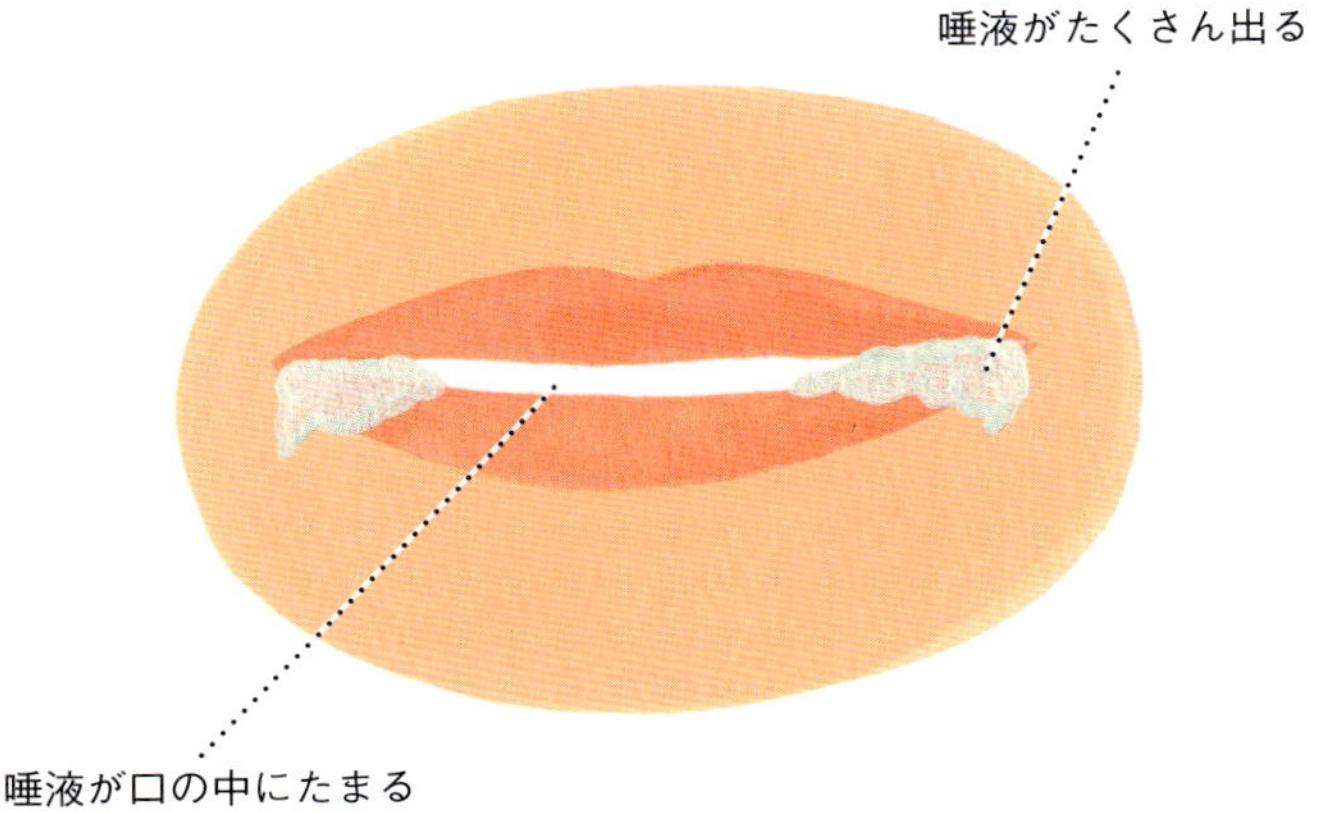

今日のからだ

胃腸が疲れぎみ。余分な水分がたまっています

消化器系の「脾《ひ》」に冷えや疲れがあるようです。胃腸の働きが弱って、水分吸収が十分におこなわれず、余分にたまった水分が唾液を薄めています。睡眠中によだれが出ていませんか？ お腹がチャポチャポと鳴ったり、下痢になりやすい状態。★からだに起こりやすい症状／冷え、下痢

今日のすごしかた

水分摂取に気をつけましょう

水分のとりすぎに注意。飲むときは、あたたかいジャスミン茶を。利尿作用があります。食事はよくかんで、胃腸の働きを助けて。入浴で汗をかくのも◎。冷えを改善して水分代謝を高めるツボ「三陰交」を刺激しよう。

おすすめのツボ・食材

海藻類、魚類、たまご、肉類、乳製品、緑黄食野菜など

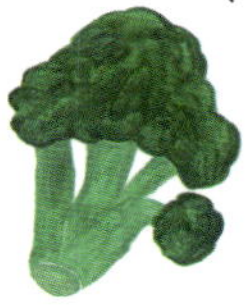

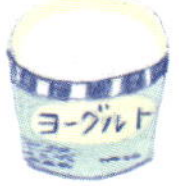

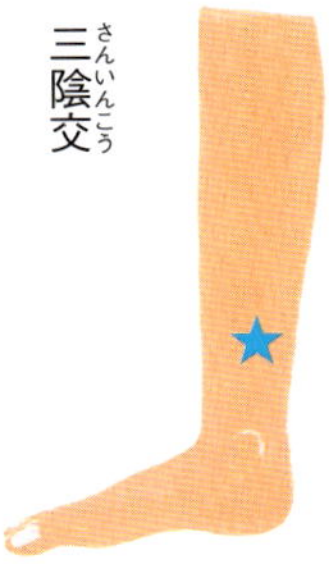

内くるぶしの中心から、指四本分上がったところ。ほかに、胃腸機能をサポートする**中脘**や**太白**もおすすめ(位置はP.25)

歯茎から出血している

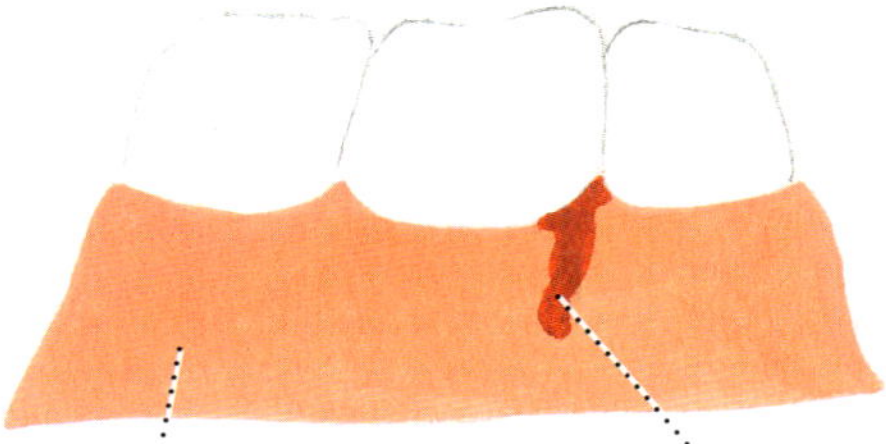
歯茎が腫れている
歯茎が痛い
歯茎から出血している

今日のからだ

栄養吸収が不十分で血管がもろくなっています

「脾《ひ》」の消化吸収力が落ちています。栄養不足で血管や粘膜が弱り、歯みがきなどの小さな刺激でも出血。腫れや痛みもあれば、暴飲暴食などによるダメージが原因。そうでなければ、寝不足や疲労で「脾」がくたびれています。★からだに起こりやすい症状／内出血、食欲不振、胃痛

今日のすごしかた

食事とツボで、消化吸収をサポート

栄養バランスがよく、消化のいい食事をこころがけよう。粘膜を強くするビタミンやたんぱく質もとり入れて。ゆっくり、よくかんで食べることも意識しましょう。消化器系を元気にするツボ「太白」を刺激すると◎。

おすすめのツボ・食材

オクラ、キャベツ、ししゃも、ヨーグルト、緑黄色野菜、レタス、レバーなど

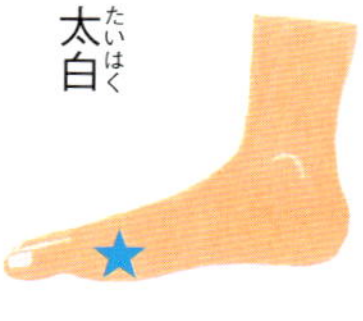
太白《たいはく》

足の側面、親指の付け根。出っ張った骨のすぐ下のくぼんでいるところ。ほかに、**足三里**や**中脘**も消化吸収を助けるのでおすすめ（位置は P.25）

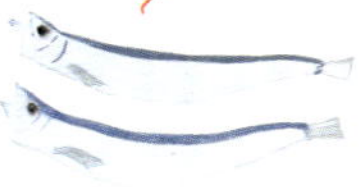

舌もチェックしましょう

舌には、からだの血液の流れや水分バランスの状態があらわれます。

舌を見るときのポイントは、舌の形、舌の色、舌苔《ぜったい》の状態です。舌苔とは、舌の表皮にできた白い苔のようなものです。

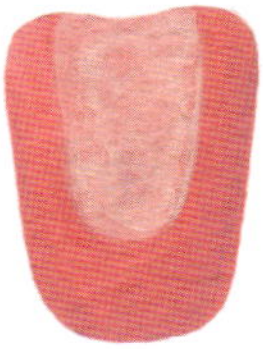

形 **舌が小さくて薄い**

からだのエネルギー不足

胃腸障害により、栄養不足状態です。よくかんで食べよう。

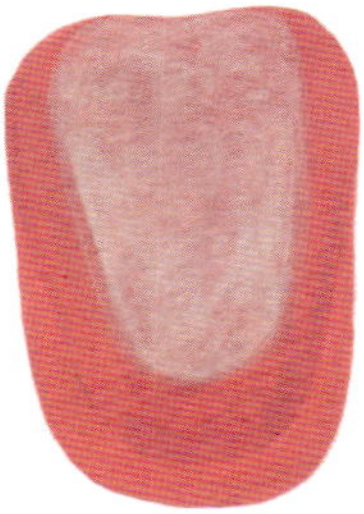

形 **舌が大きく厚みがある**

胃腸機能が低下

水分がうまく排出されていません。水分をとりすぎず、あたたかい食事をして。

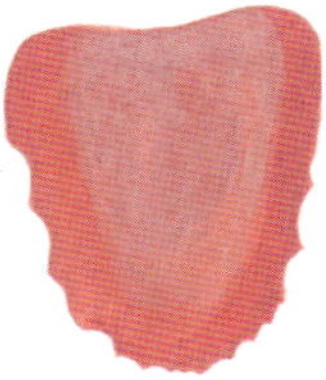

形 **舌に歯型がつく**

胃腸が虚弱ぎみ

胃腸が弱って水分排出力が落ち、舌がむくんでいます。食べすぎ、飲みすぎに注意。

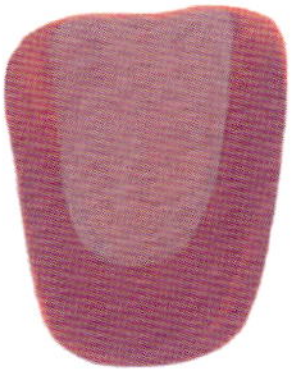

色 **舌が紫色をおびている**

血液の流れが停滞

水分不足や、脂肪分のとりすぎ、冷えにより、血流がわるい状態。血行改善を。

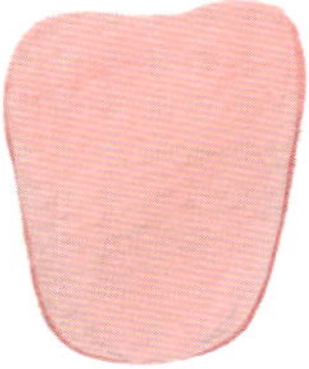

色 **舌が白っぽい**

貧血ぎみ。血流もダウン

造血に必要な栄養が不足。食事で鉄分を補給し、運動で血流を促して。

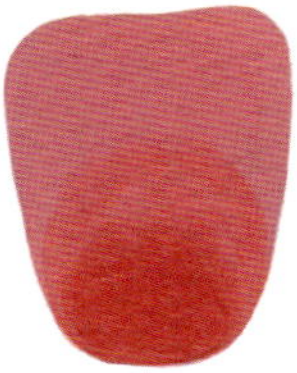

色 **舌が赤い**

体内の余分な熱が原因

内臓機能が働きすぎか、からだが衰弱状態。熱の放出や体力回復のために休養を。

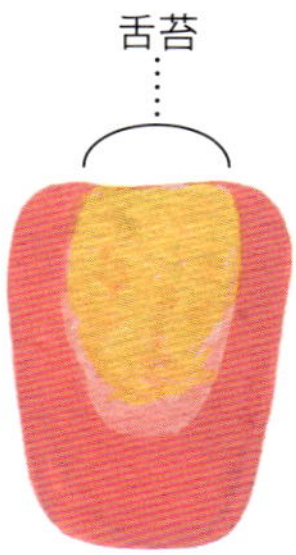

舌苔

舌苔が黄色い

からだに熱がある

からだ全体か、部分的に熱があります。休養と消化のよい食事で熱を冷まして。

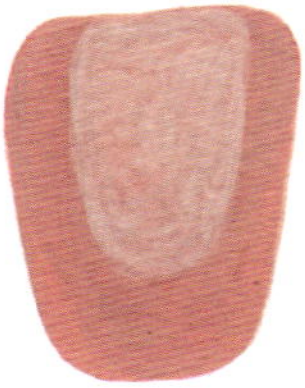

舌苔

舌苔が黒っぽい

極端な体力低下

高熱で体力が極端に落ちたり、からだに冷えがたまっています。休養が必要。

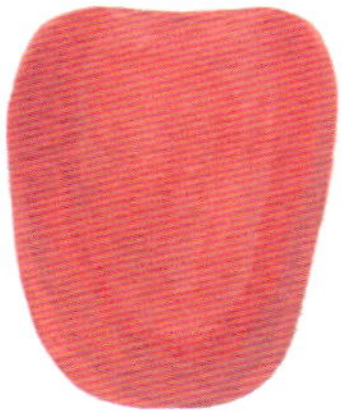

舌苔

舌苔《ぜったい》がひどく薄い

体内のうるおい不足

過労や胃腸機能の低下による体内の水分不足。こまめに少量ずつ水分補給して。

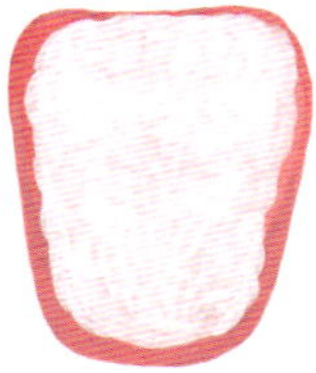

舌苔

舌苔が白い

冷えに注意

基本的に健康です。ただし、からだが冷えている可能性も(※)。運動で代謝アップを。

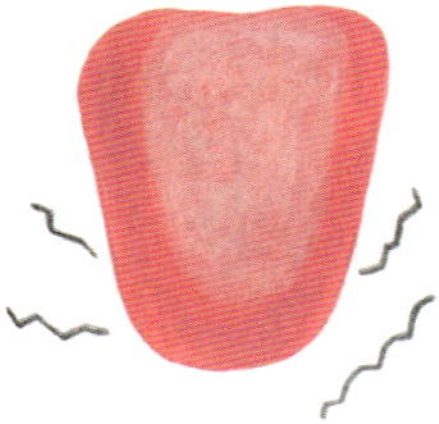

その他

舌が震える

体力が低下ぎみ

貧血や緊張しているときも舌が震えます。栄養をとり、心身をリラックスさせて。

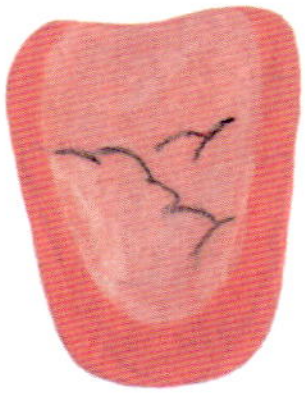

その他

舌に亀裂が入っている

体内の水分が不足

唾液量が減少。からだが消耗し、水分循環が停滞しがちです。快眠で体力回復を。

※冷えや寒けを感じるかなど、ほかの症状と合わせて判断します。

抜け毛が気になる

抜け毛がいつもより多い

抜けた毛が細い、短い

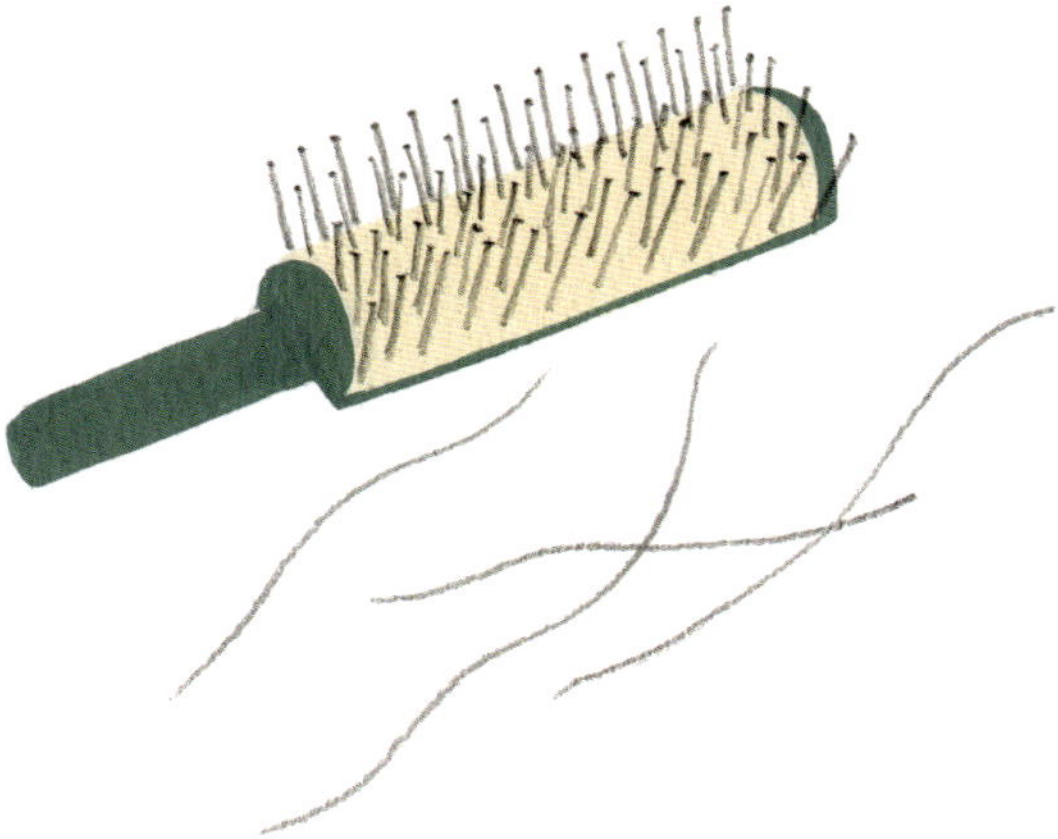

今日のからだ

ストレスが原因で、ホルモンバランスが崩れています

ホルモンバランスをととのえる「腎《じん》」の働きが弱って、髪が細くなったり抜けたりしています。気疲れや恐れなど、精神的なストレスが原因。また、甘いものをとりすぎると、頭皮のハリがなくなり、髪を支える力が弱まる可能性があります。★からだに起こりやすい症状／冷え、のぼせ

今日のすごしかた

ジョギングでストレス発散

ストレスをとりのぞくことが最優先。ジョギングで気分転換しましょう。食事には、髪にいいアリシンを含むにおいのある食材をとり入れてみて。甘いものは我慢。ホルモンバランスをととのえるツボは、「関元」です。

おすすめのツボ・食材

玉ねぎ、長ねぎ、ニラ、にんにく、らっきょうなど

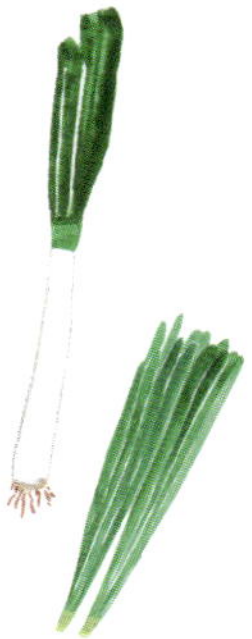

関元《かんげん》

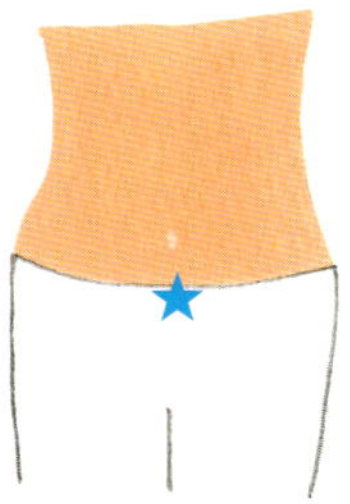

おへそから指四本分下がったところ。ほかに、**湧泉**や頭部の血行がよくなる**百会**もおすすめ（位置はP.25）

枝毛がある

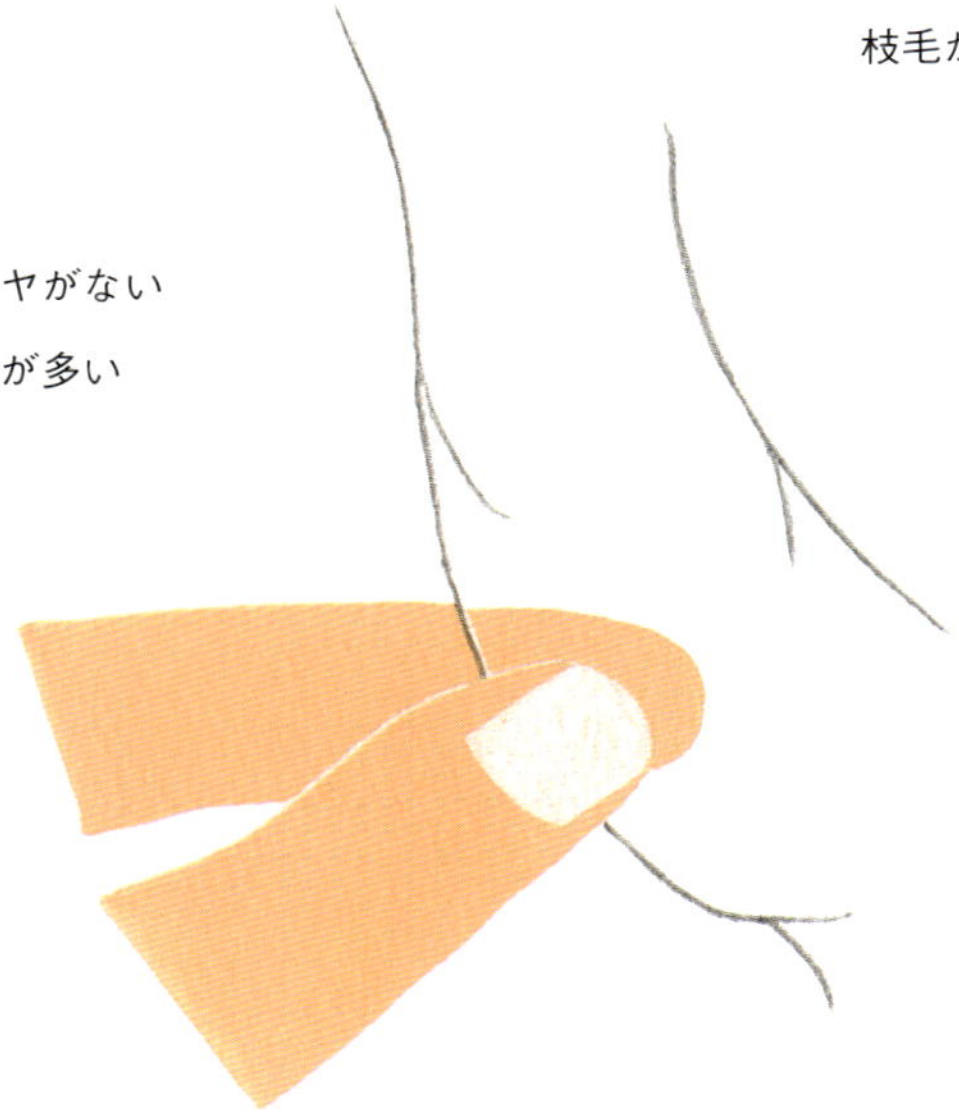

枝毛がある
髪にツヤがない
切れ毛が多い

今日のからだ

胃腸がお疲れ。髪に栄養が届いていません

過労で「脾《ひ》」の機能が低下中。栄養吸収が不十分で、髪を養えず、枝毛や切れ毛の原因に。ツヤもなくなります。血をつくる栄養も足りず、貧血ぎみ。疲れで、腰や肩、背中が張っていることも。「腎《じん》」が担うホルモンバランスも崩れがち。★からだに起こりやすい症状／冷え、腰痛

今日のすごしかた

血を養う生活をこころがけて

造血作用を意識しながら、バランスのよい食事をして。血流アップのツボ「太渓」を押そう。疲れをとるために、今夜は午後10時から深夜2時の間、ぐっすり眠ること。半身浴や足湯は、冷え予防とリラックスに◎。

＼ おすすめのツボ・食材 ／

青魚、海藻類、貝類、きくらげ、チーズ、プルーン、緑黄色野菜、レバー、レモンなど

太渓《たいけい》

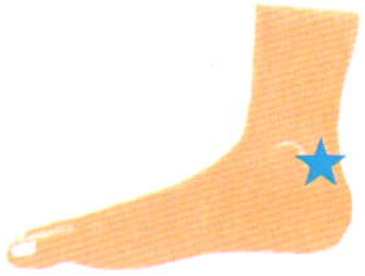

内くるぶしとアキレス腱の間のくぼんだところ。ほかに、頭皮の血行をよくする**百会**や栄養の吸収力を上げる**三陰交**もおすすめ（位置はP.25）

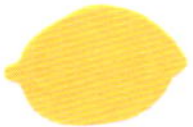

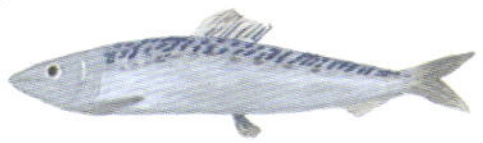

頭皮がぶよぶよしている

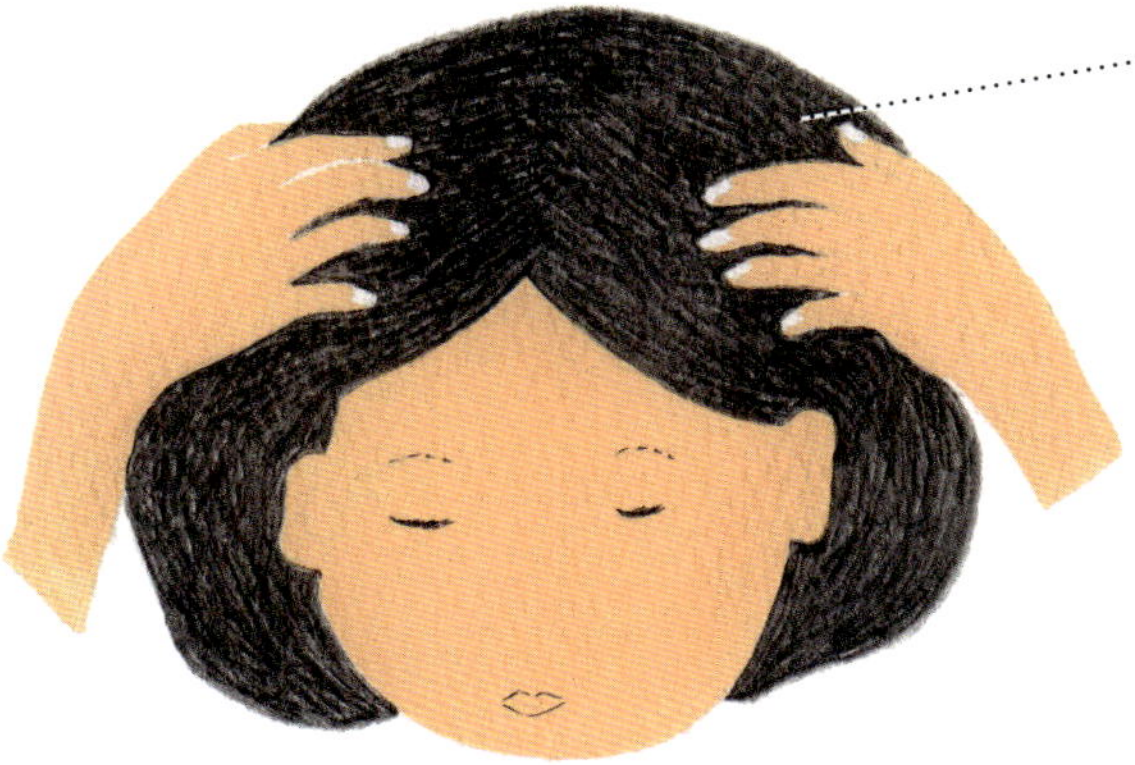

頭皮がぶよぶよしている
頭皮を指で押すとへこむ

今日のからだ

水分の排出ができず、頭皮がむくんでいます

水分代謝を担う「腎《じん》」か、消化吸収を担う「脾《ひ》」が弱っています。余分な水分を排出できず、頭皮がむくんでいるのです。ストレスや疲労がある場合は「腎」、お酒や冷たいものをとりすぎていたら「脾」が原因。

★からだに起こりやすい症状／下痢、便秘、冷え、手足のむくみ

今日のすごしかた

軽い運動で代謝と血行アップを

ウォーキングで代謝と血行を改善しよう。軽い運動は気分転換になり、ストレス発散効果も。胃に負担がかかる激しい運動は×。水分代謝を上げる効果のある食材をとり、頭皮の血行をよくするツボ「百会」を押して。

おすすめのツボ・食材

青のり、アボカド、オレンジ、昆布、里芋、ひじき、バナナ、山芋、りんご、レーズンなど

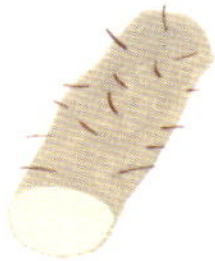

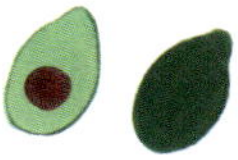

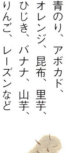

百会《ひゃくえ》

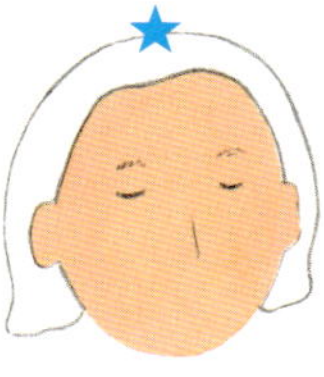

頭頂部のややくぼんでいるところ。握りこぶしの親指の付け根で指圧して。ほかに、胃に効く**中脘**や水分代謝アップの**湧泉**もおすすめ（位置はP.25）

フケが出る

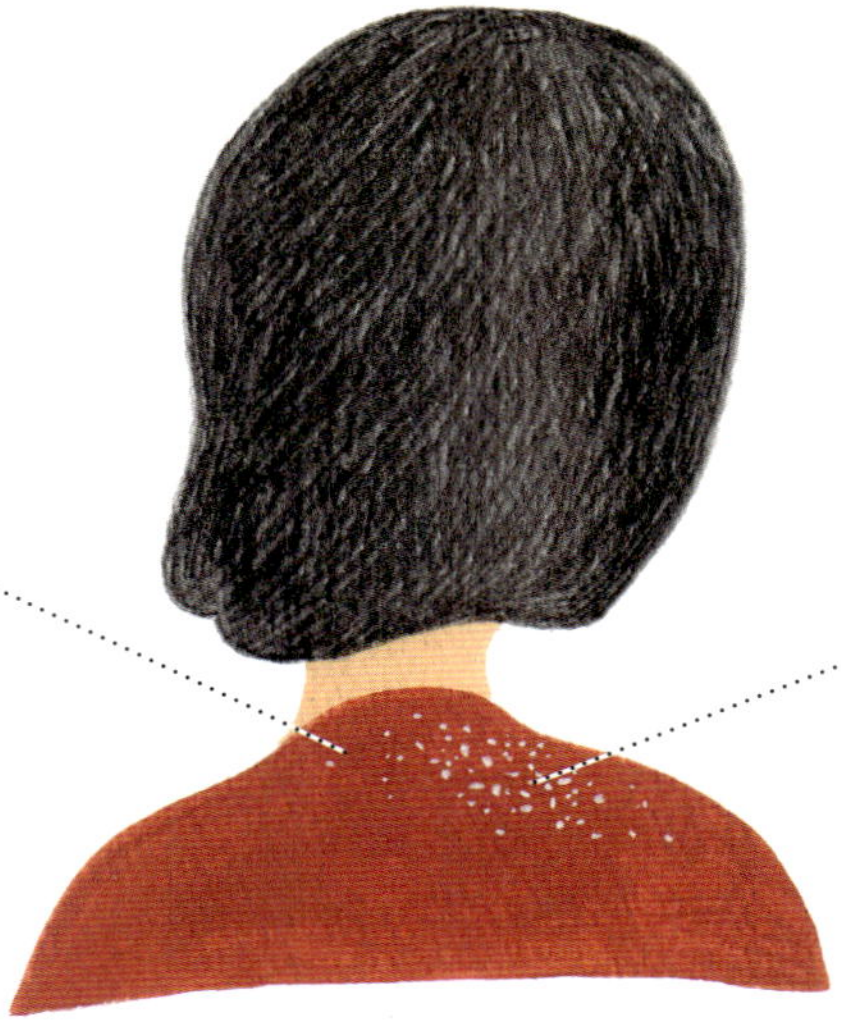
細かくて乾燥しているフケが出る
ベタベタしているフケが出る

今日のからだ

栄養吸収がうまくいかず、頭皮のバリア機能が落ちています

乾燥したフケなら、「脾《ひ》」の栄養吸収力が弱っています。頭皮の栄養が不足し、乾燥して、はがれ落ちています。ベタベタのフケの場合は、「腎《じん》」の機能低下で、老廃物の排出がうまくいっていないかも。からだ全体をあたためる力も低下ぎみ。★からだに起こりやすい症状／のぼせ

今日のすごしかた

食事とツボ押しで胃腸をととのえよう

食べすぎず、濃い味のものは避けて、胃腸をいたわる食事をしましょう。ツボ「足三里」を押して、徹底的に胃腸の働きをととのえて。腕や首にそっと触れて「手あて」（50ページ）をすれば、頭皮もうるおいアップ！

おすすめのツボ・食材

かぼちゃ、かぶ、米（おかゆ）、鮭、じゃがいも、白身魚、たまご、豆腐、白菜、バナナなど

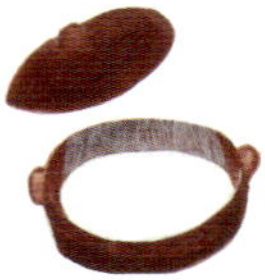

足三里《あしさんり》

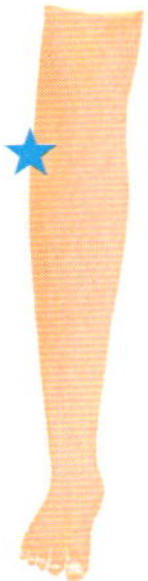

ひざ下外側のくぼみから、指四本分下のところ。ほかに、水分代謝をよくする**太渓**や胃腸をととのえる**合谷**もおすすめ（位置はP.25）

column 5

顔と一緒に
呼吸もチェック

顔望診をしたら、呼吸の状態もチェックしてみましょう。呼吸が浅くなっていませんか？　呼吸の乱れは、疲労や緊張、心配事などのストレスがあるサインです。

呼吸が浅いと、からだのなかの酸素が不足し、体内に血液や水分をめぐらせる力がダウン。「五臓」のバランスが乱れて、からだや顔にトラブルが起きやすくなります。

呼吸を整えるコツは二つ。

1　肩の力を抜いて、深呼吸をひとつ

2　腹式呼吸を数回おこなう

安定した深い呼吸のリズムをとりもどし、からだもこころもほぐれていきますよ。

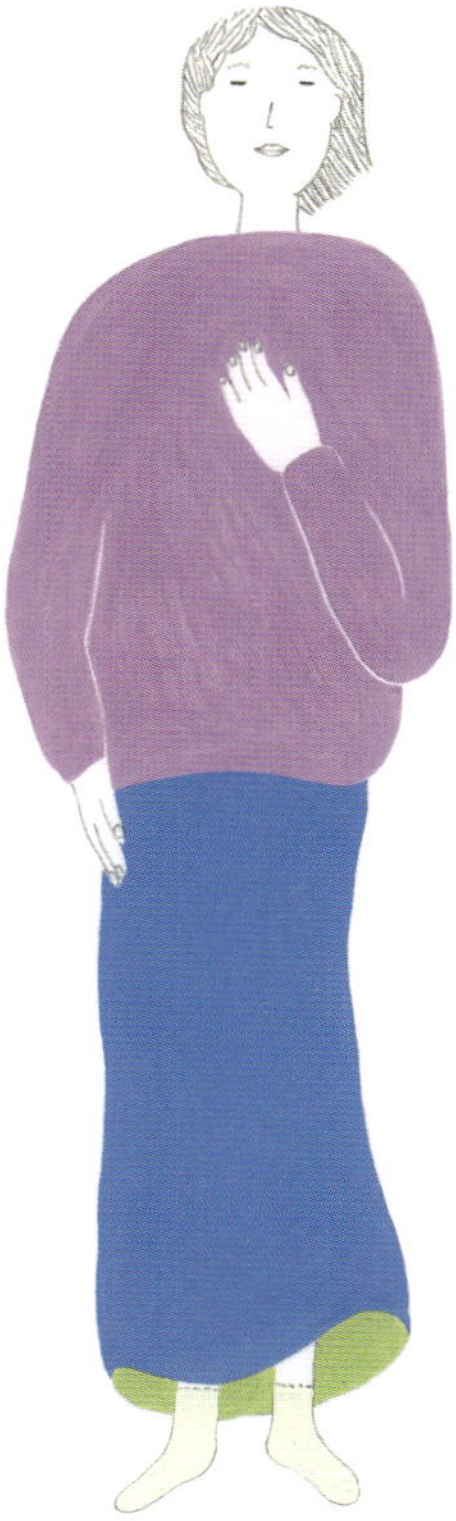

コピーして使ってね

顔望診記録ノート

顔にトラブルが出たら、３章の該当ページを見て、元気のない「臓」と、思いあたる原因を記録しておきましょう。記録をつづければ、顔やからだの小さな変化に気づけるようになります。

◎記録のしかた

気になる顔のトラブルを記入

元気のない「臓」をチェック

今日の〈いい顔レベル〉をチェック
☹……顔トラブルが目立つ
😐……顔トラブルが少し気になる
☺……顔トラブルゼロ！

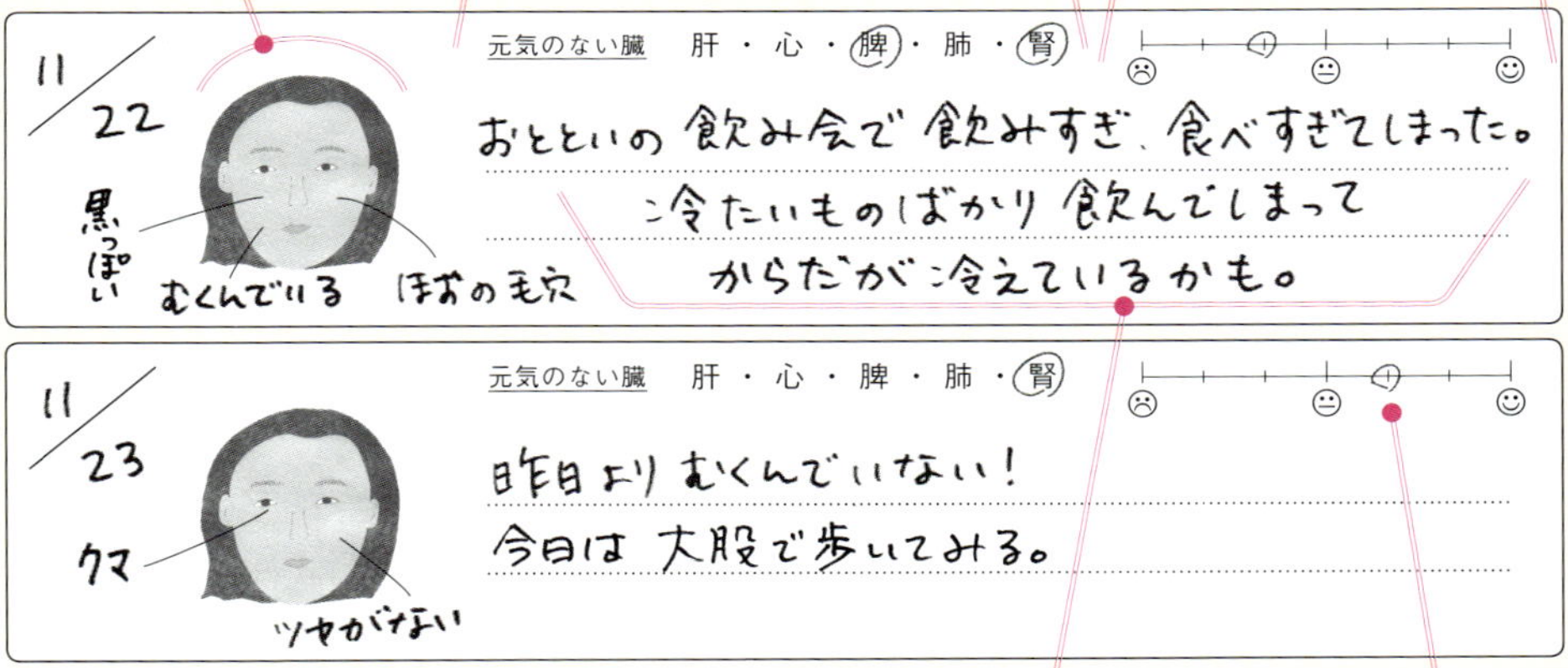

思いあたる原因や、ここ数日のすごしかたなどを記入

いい顔レベルがアップしたら、その調子！

◎記録をつづけると……

なんとなく見すごしていた生活習慣の乱れが見えてくる！

顔とからだの小さな変化を見逃さないから、早めのケアができるようになる！

顔にトラブルが出なくなったら、からだの調子がととのってきたサイン。十分な睡眠や運動、正しい姿勢をこころがけ、「五臓」のバランスをキープしましょう！

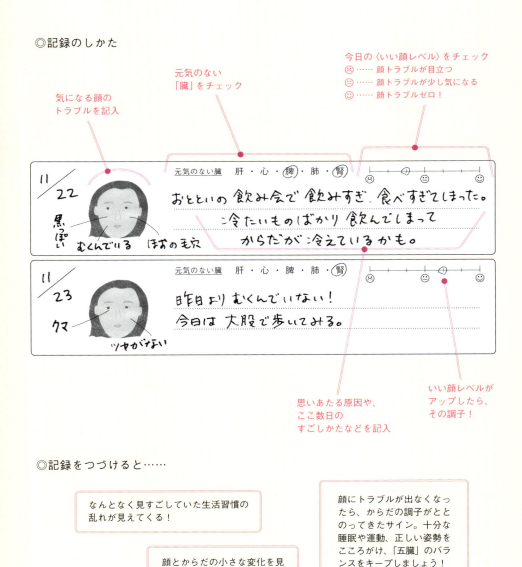

/

元気のない臓　肝・心・脾・肺・腎

☹ 😐 ☺

/

元気のない臓　肝・心・脾・肺・腎

☹ 😐 ☺

/

元気のない臓　肝・心・脾・肺・腎

☹ 😐 ☺

/

元気のない臓　肝・心・脾・肺・腎

☹ 😐 ☺

/

元気のない臓　肝・心・脾・肺・腎

☹ 😐 ☺

/

元気のない臓　肝・心・脾・肺・腎

☹ 😐 ☺

/

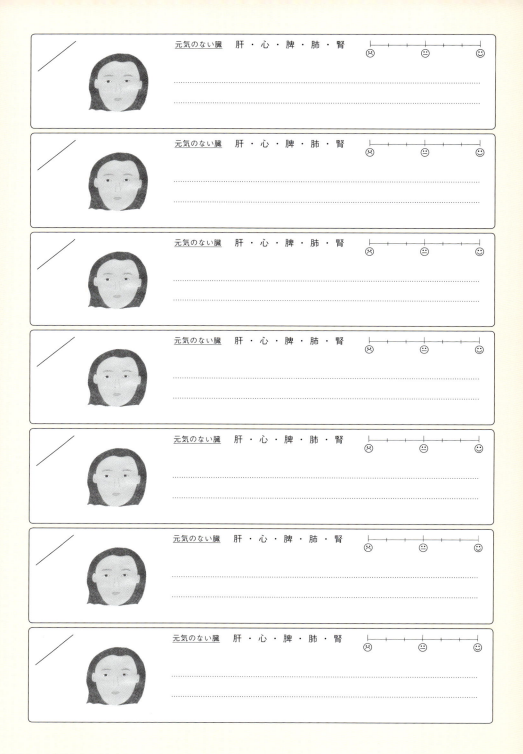

元気のない臓　肝・心・脾・肺・腎

☹ 😐 ☺

元気のない臓　肝・心・脾・肺・腎

元気のない臓　肝・心・脾・肺・腎

元気のない臓　肝・心・脾・肺・腎

元気のない臓　肝・心・脾・肺・腎

元気のない臓　肝・心・脾・肺・腎

元気のない臓　肝・心・脾・肺・腎

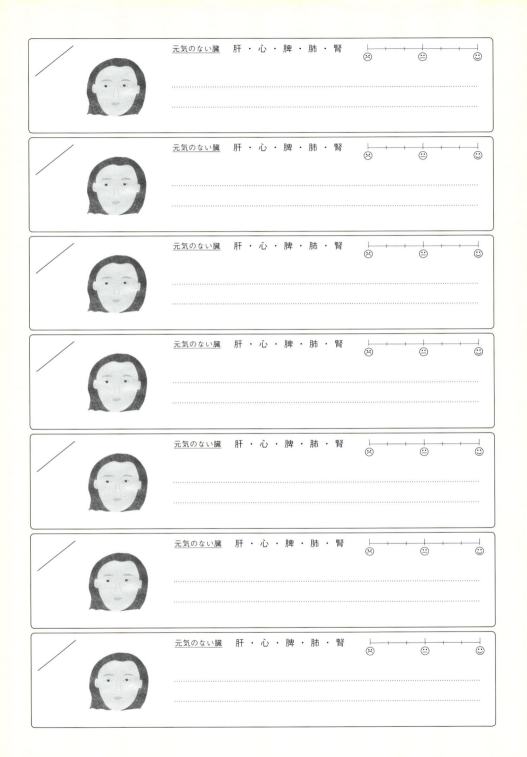

元気のない臓　肝・心・脾・肺・腎

元気のない臓　肝・心・脾・肺・腎

元気のない臓　肝・心・脾・肺・腎

元気のない臓　肝・心・脾・肺・腎

元気のない臓　肝・心・脾・肺・腎

元気のない臓　肝・心・脾・肺・腎

元気のない臓　肝・心・脾・肺・腎

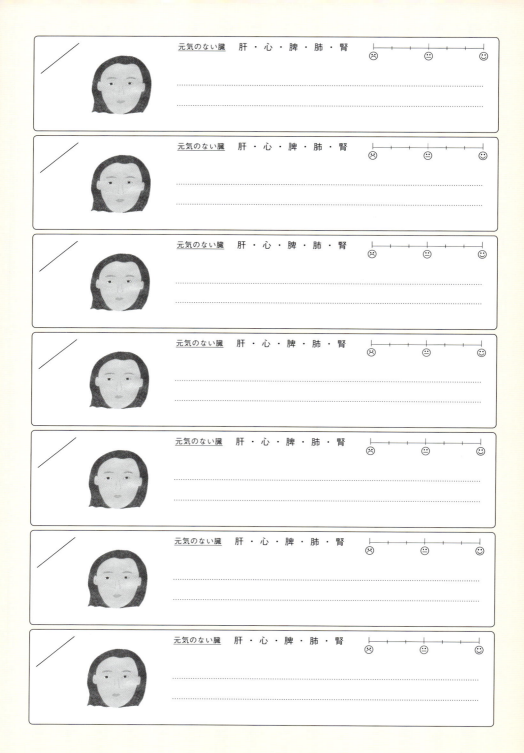

元気のない臓　肝・心・脾・肺・腎

元気のない臓　肝・心・脾・肺・腎

元気のない臓　肝・心・脾・肺・腎

元気のない臓　肝・心・脾・肺・腎

元気のない臓　肝・心・脾・肺・腎

元気のない臓　肝・心・脾・肺・腎

元気のない臓　肝・心・脾・肺・腎

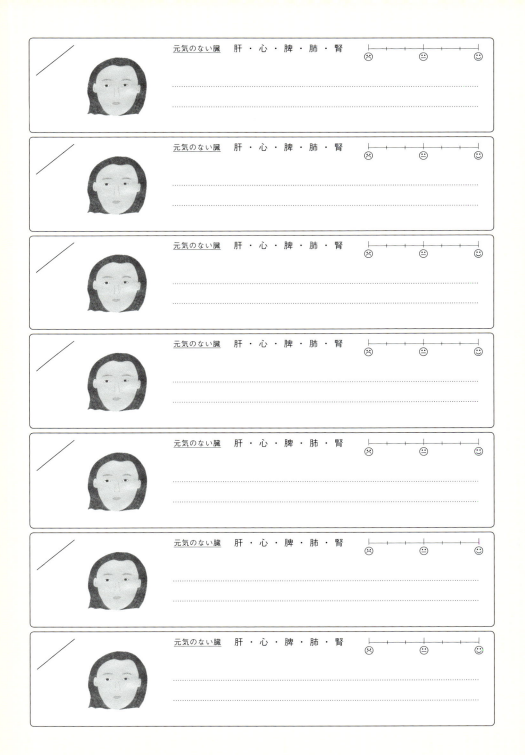

元気のない臓　肝・心・脾・肺・腎

監修
辻内敬子（つじうち・けいこ）
「せりえ鍼灸室・広尾」院長。鍼師、灸師、按摩マッサージ師。女性のストレスケア、不調の改善、産後ケア、ベビーケアなどをおこなう。こころとからだを切り離さない、一人一人に合った治療が評判をよび、日々、多くの女性が訪れる。著書に『東洋医学で自然治癒力を高める０ヶ月からのベビーマッサージ＆つぼ療法』（技術評論社）、『出産準備教室 東洋医学を取りいれた妊婦さんの体づくりとセルフケア』（医歯薬出版）、監修書に『お灸のすすめ』（池田書店）などがある。全日本鍼灸学会、日本東洋医学会、日本母性衛生学会所属。女性鍼灸師フォーラム代表。
http://www.serie89.com/

顔望診をはじめよう
顔でわかる今日のナチュラルケア
２０１５年１月９日　初刷第１刷発行

監修者　辻内敬子
発行者　髙橋団吉
発行所　株式会社デコ
〒１０１-００５１
東京都千代田区神田神保町１-64　神保町協和ビル２階
電話　０３-６２７３-７７８１（編集）
　　　０３-６２７３-７７８２（販売）
http://www.doco-net.com

印刷所　株式会社シナノ

装丁　山下ともこ
イラスト　村田善子
取材・文　三宅智佳
ＤＴＰ　オノ・エーワン
編集　齋藤春菜　栗林直子

ISBN 978-4-906905-10-2 C0077